Schachmatt den Allergien

D-78112 St. Georgen im Schwarzwald
2. Auflage 1995
ISBN 3-922 894-54-2

Titelillustration: Heinz-Dieter Harer
Gesamtherstellung: Reiff Druck, 77656 Offenburg

RALF MOLL • WOLFGANG SPILLER

SCHACHMATT DEN ALLERGIEN

Widmung

Dieses Buch möchte ich
meinen Eltern, meiner Schwester
und meiner Großmutter † widmen,
die mich jahrelang in meinem
Handeln unterstützten.

In tiefer Dankbarkeit
Ralf Moll

Inhaltsverzeichnis

Liebe Leserin und lieber Leser,

Allergien sind das Thema unserer Zeit geworden. Jeder von uns wird in seinem Verwandten- oder Bekanntenkreis mit dieser Problematik konfrontiert oder ist sogar selbst Betroffener.

Die Statistik spricht von 25 Millionen Allergikern in Deutschland, jedes 3. Baby leidet an Neurodermitis. Nüchterne Zahlen, hinter denen sich ein enormer Leidensdruck beim Patienten selbst und bei seiner Familie verbirgt.

Allergien haben oftmals vielfältige Ursachen. Eine ganzheitliche Therapie stellt immer den Betroffenen als Individuum in den Mittelpunkt. Das vorliegende Buch beschäftigt sich mit der Ernährungstherapie als Teil eines ganzheitlichen Therapiekonzeptes.

Das Anliegen der Autoren, ein Buch zu konzipieren, das den Betroffenen Lösungskonzepte aufzeigt, wurde im vorliegenden Werk verwirklicht. „Schachmatt den Allergien" hilft beim täglichen Umgang mit der Allergie und beschreibt in leicht verständlicher Form Zusammenhänge zwischen Ernährung und Allergie und stellt auch komplexe Sachverhalte in einfacher Sprache dar.

Wir möchten betroffenen Allergikern und Angehörigen Mut machen, sich kritisch mit der eigenen Ernährungsweise auseinanderzusetzen und eine Ernährungstherapie durchzuführen, die hilft, mit der Allergie zu leben.

Ihr Schnitzer-Verlag

Vorwort

Das Thema „Allergie und Ernährung“ ist sehr komplex, kontrovers, aber auch recht faszinierend.

Aus der Sicht der Ernährungswissenschaft und der Naturheilkunde werden die allergischen Erkrankungen den ernährungs- und umweltbedingten Zivilisationskrankheiten zugeordnet. Die Allergien entstehen u. a. durch den übermäßigen Genuß von tierischem Eiweiß, Fett, den Verzehr raffinierter Kohlenhydrate, den Mangel an Ballaststoffen, Vitaminen und Mineralien sowie durch eine falsche Zubereitung von Nahrungsmitteln und die damit verbundenen Stoffwechselstörungen, Immunschwäche, Fehlfunktion der Darmflora sowie des Säure-Basen-Haushaltes.

„Schachmatt den Allergien“, der Inhalt dieses Buches löst ein, was der Titel verspricht.

In klaren und auch für den Laien verständlichen Worten werden die wissenschaftlichen Grundlagen über das Krankheitsbild der Neurodermitis und der Allergie, die Zusammenhänge zwischen Ernährung und dem Immunsystem, die Bedeutung des Heilfastens und der frischkostbetonten tiereiweißfreien Vollwertkost für die Prophylaxe und die Therapie der Neurodermitis und der allergischen Erkrankungen dargestellt.

Es ist den praxisorientierten Autoren Ralf Moll und Wolfgang Spiller eindrucksvoll gelungen, mit dieser Darstellung allen Allergie-Patienten, Neurodermitikern, Eltern allergiekranker Kinder, Ernährungstherapeuten und Naturheilkundlern ein fundiertes praxisbezogenes Wissen auf dem Gebiet der Allergie und Ernährung zu vermitteln und Lösungen in der Therapie dieser Erkrankungen aufzuzeigen.

Mönchengladbach, Frühjahr 1994

Prof. Dr. Dinesh Lathia

Schachmatt den Allergien

Einleitung

Die im Text mit einem Stern (*) gekennzeichneten Begriffe und andere Fachausdrücke sind im Sachwortverzeichnis alphabetisch aufgeführt.

Allergien sind eine Erscheinung unseres Zivilisationszeitalters. *Erkrankungen* wie die Neurodermitis, das allergische Asthma, der Heuschnupfen, vielfältige Nahrungsmittelunverträglichkeiten sowie die chronischen Darmerkrankungen nehmen deutlich zu. Auch Krankheiten wie Morbus Crohn* oder Colitis ulcerosa* müssen zu den allergischen Erkrankungen gezählt werden.

Nach Schweizer und amerikanischen Studien gibt es ca. 25 Millionen Allergiker in Deutschland, d. h. jeder dritte Bundesbürger ist betroffen, und der Leidensdruck vieler Betroffenen ist groß.

In den letzten Jahrzehnten haben sich die Lebensverhältnisse sehr zu Ungunsten der Menschheit und der Umwelt entwickelt: Die übliche Nahrung, die nicht mehr als *Lebensmittel = Mittel zum Leben* bezeichnet werden kann, ist vorwiegend unnatürlich und durch Kunstdünger, Pestizide und andere Chemie mehr oder weniger vergiftet; hinzu kommen die Belastungen durch Giftgase (Auto, Industrie ff.), Schwermetalle, wie z. B. Blei oder Cadmium, und viele andere Chemikalien. Aufgrund der Summationswirkung dieser belastenden Faktoren ist die Zunahme an den verschiedenen Zivilisationskrankheiten, zu denen mitunter verschiedene Hauterscheinungen, Allergien und auch der Krebs zählen, nicht verwunderlich. Schon allein die falschen Eßgewohnheiten bzw. die heute übliche Zivilisationskost schädigen und schwächen den Körper und das gesamte Immunsystem in dem Maße, daß der Körper seine Regulationsfähigkeit verliert. Insgesamt entgleist der Stoffwechsel, und das Gleichgewicht von Körper, Geist und Seele wird gestört; Allergien und andere Erkrankungen entstehen.

Bei der *Neurodermitis,* einer flächenhaften Entzündung der Haut mit quälendem Juckreiz, ist der gesamte Stoffwechsel aus dem Gleichgewicht geraten. Meistens nachts werden die Betroffenen von einem quälenden Juckreiz geplagt, der durch ein Aufkratzen der Haut bis zum Blutigwerden kompensiert wird. Verantwortlich für den Juckreiz ist überschüssiges, nicht abgebautes Histamin, welches nachts während der Hauptaktivität der Leber über die Haut ausgeschieden wird.

Jedes dritte Kind besitzt schon eine Neurodermitis, doch auch immer mehr Erwachsene erkranken mit zunehmendem Alter daran. Verzweifelte Mütter, die keine Nacht mehr durchschlafen können und ständig aufstehen, um ihre Kinder zu beruhigen, sind die Realität.

Beim *allergischen Asthma* liegen Defekte in der Ausatmung vor; die Bronchien sind verkrampft, so daß keine geregelte Atmung stattfinden kann. Asthmatische Anfälle können durch psychischen Streß und die vielfältigen Inhalationsallergene ausgelöst werden.

Beim *Heuschnupfen* liegen die Probleme bei den Schleimhäuten, besonders der Nasen- und Darmschleimhaut. Die Nase läuft ununterbrochen und die Augen schwellen an. Vor allem zu bestimmten Jahreszeiten, wenn starker Pollenflug herrscht, sind die Reaktionen am stärksten. Der Betroffene möchte am liebsten den ganzen Tag in der Wohnung bleiben, da ständiges Niesen und angeschwollene Augen ihn wahnsinnig machen können. Die verschiedenen Pollen sind jedoch *nur* ein Auslöser und *nicht die Ursache* der Krankheit.

Bei der *großen Gruppe der Nahrungsmittelunverträglichkeiten* hat die Forschung den gleichen Wissensstand wie vor 50 Jahren. Ihre Diagnostik und Therapie ist äußerst umstritten; letzten Endes sind alle konventionellen Testungen unzureichend und tragen nur zur Verunsicherung des Patienten bei. Verzweifelte Allergiker, die als Endresultat der verschiedenen Such- oder Weglaß-Diäten angeblich nur noch Kartoffeln und Reis essen können, und dabei enorm an Gewicht verlieren und möglicherweise noch depressiv werden, sind nicht selten die Folge.

Dabei ist die Lösung dieser Allergien denkbar einfach, wenn man sich bewußt macht, weshalb der Mensch erkrankt ist:

Alle allergischen Erkrankungen sind auf Fehlfunktionen im Stoffwechsel und Immunsystem zurückzuführen, so daß wir dem Körper „nur" die Möglichkeit zur Selbstheilung geben müssen.

Bei der Behandlung der verschiedenen allergischen Erscheinungsformen wird allgemein nicht die *Therapie des Darmes* miteinbezogen, der das größte Schleimhautsystem in unserem Körper darstellt. Dabei weisen ca. 95% der Allergiker eine abnorme, krankheitserregende Darmflora (Darmdysbiose*) auf, und ca. 60% besitzen schädliche Pilze im Darm.

Der Anstoß zur Aktivierung der körpereigenen Heilkräfte heißt Heilfasten. Heilfasten stellt eine „Operation ohne Messer" dar, bei der eine 1–3wöchige Fastenkur den Körper zur Selbstheilung befähigt.

Im Fastenstoffwechsel merkt z. B. der Neurodermitiker schon nach sehr kurzer Zeit, wie der Juckreiz verschwindet und die Haut die eigene Fettproduktion „wiedererlernt". Beim Asthmatiker gelingt es, einen Großteil der Medikamente abzusetzen. Der Nahrungsmittelallergiker verliert fast nahezu alle Nahrungsmittelunverträglichkeiten und kann z. B. Erdbeeren und Zitrusfrüchte, die er jahrelang meiden mußte, wieder verzehren. Chronische Darmentzündungen heilen in der Fastenzeit ab, und ein Großteil der Beschwerden geht durch einen anschließenden sinnvollen Kostaufbau verloren.

Die Betroffenen, die nicht fasten können, wie z. B. Kinder, Ältere, Schwangere, Stillende etc., müssen dem Körper mittels einer optimalen Ernährungstherapie alle notwendigen Stoffe liefern, um die Funktionsfähigkeit des Stoffwechsels und Immunsystems wiederherzustellen.

Generell von großer Wichtigkeit ist, die für den menschlichen Organismus bzw. Stoffwechsel sehr schädlichen Stoffe, wie beispielsweise Industriezucker, Weißmehle, Alkohol, Tabak, Coffein, raffinierte Fette und tierisches Eiweiß, aus dem täglichen Speiseplan zu entfernen.

Speziell bei Allergien ist der Verzicht auf tierisches Eiweiß – mit oder ohne vorheriges Fasten – eine unabdingbare Voraussetzung zur Gesundung.

Verzicht auf tierisches Eiweiß heißt, daß Milch und Milchprodukte, Fisch und Fischprodukte, Fleisch und Fleischprodukte, Geflügel und Geflügelprodukte strikt aus der Kost entfernt werden.

Bei *therapeutischen* Überlegungen muß die Ernährung folgende Anforderungen erfüllen:

1. Sie muß die Entgiftungsfunktion des Stoffwechsels und der Ausscheidungsorgane unterstützen.
2. Sie muß die notwendigen Vitamine und Mineralien und Ballaststoffe* für einen reibungslos funktionierenden Stoffwechsel liefern.
3. Sie muß das Immunsystem im Darm ständig stimulieren und schulen, damit das richtige Erkennen, Aufnehmen und Vernichten von fremden als auch von körpereigenen Stoffen erhalten bleibt.
4. Sie muß das Milieu im Darm so verändern, daß krankmachende Keime nicht vermehrt wachsen und wuchern können.
5. Sie muß frei von Giften sein, um den Stoffwechsel nicht zusätzlich zu belasten.

Nur durch eine individuelle Ernährungstherapie ist es möglich, die aufgetretenen Störfelder, wie z. B. Fehlbesiedlungen des Darmes mit krankmachenden Bakterien und Pilzen, Störungen des Immunsystems, Gewebeübersäuerungen, Vitamin- und Mineralien-Mängel, überlastete Ausscheidungsorgane und Unverträglichkeiten gegen Nahrungsmittel und Umweltstoffe, in den Griff zu bekommen und Allergien sinnvoll zu therapieren.

Eine tiereiweißfreie, allergenarme, frischkostbetonte Vollwertkost, die am Anfang der Kostumstellung als Frischkost verzehrt wird, ist in der Therapie von allergischen Erkrankungen sinnvoll und unerläßlich. Neben einer individuellen Ernährungstherapie müssen bei therapeutischen Überlegungen auch das seelisch-geistige Prinzip sowie die derzeitigen Umweltbelastungen mitberücksichtigt werden. Denn nur ein ganzheitlicher Ansatz kann langfristig zum Erfolg führen.

In diesem Buch werden schwerpunktmäßig die Grundpfeiler zur Behebung von Allergien dargestellt: das Heilfasten und die Ernährungstherapie.

Was sind Allergien?

Der Begriff **Allergie** leitet sich aus den beiden griechischen Wörtern **allos = anders** und **ergein = reagieren** ab und bedeutet eine andersartige als normale Reaktion auf einen Reiz. Im engeren Sinne sind allergische Erkrankungen krankmachende Überempfindlichkeitsreaktionen des Immunsystems.

Als Antigene oder Allergene werden die über Atmung, Haut, Wasser und Nahrung in den Körper eingedrungenen Giftstoffe bezeichnet, die der Organismus zum Zeitpunkt des Eindringens als fremd oder störend empfindet. Das gängigste Beispiel sind bestimmte Pollen, die bei einigen Menschen den Heuschnupfen auslösen.

Die Liste der möglichen allergenen Stoffe geht in die Millionen. Neben den Umweltgiften, Bakterien, Pilzen und Viren sind bei den Nahrungsmitteln in unserem Kulturkreis die Kuhmilch und das Hühnerei die Hauptallergene, die für den Menschen artfremde Stoffe darstellen. Dies ist bei genauerer Betrachtung auch nicht verwunderlich, denn:

Jede Tierart besitzt ihr eigenes Eiweiß, so daß der kranke Mensch nicht in der Lage ist, die artfremden Kuhmilcheiweiße zu erkennen, richtig einzuordnen und sinnvoll abzuwehren; so ist beispielsweise das Beta-Laktoglobulin eine Eiweißstruktur, die nur in der Kuhmilch natürlicherweise, jedoch nicht in der Muttermilch, vorkommt; von der Natur her gesehen, ist dieser Eiweißstoff daher für den menschlichen Organismus völlig fremd.

Wenn sich der Mensch die Naturgesetze zum Vorbild macht, dann darf er im Grunde nicht auf artfremde Milchprodukte zurückgreifen, denn so wie die Muttermilch für den menschlichen Säugling vorgesehen ist, ist die Kuhmilch für das Kalb vorgesehen, alles andere ist falsch.

Eine millionenschwere Milchlobby macht jedoch aus der Milch ein „gesundes“ Lebensmittel, eine mächtige Fleischindustrie suggeriert, „Fleisch ist ein Stück Lebenskraft“. Das Gegenteil ist der Fall. Die tierischen Produkte sind problematisch, der Mensch reagiert bei entsprechender Veranlagung auf sie allergisch. Den „Preis“ zahlen z. B. verunsicherte Mütter und deren Kinder, wenn die Kinder in den ersten Lebensmonaten schon sehr früh Milchschorf bekommen und dann später möglicherweise an Neurodermitis* erkranken.

Doch wie läuft eine allergische, überschießende Reaktion ab?

Normalerweise produziert der Körper bzw. das Immunsystem ausreichende Mengen an Abwehrstoffen (= körpereigene Eiweißkörper / Antikörper / Immunglobuline), um Fremdstoffe abzuwehren. Beim Allergiker werden jedoch mehr Abwehrstoffe bzw. Antikörper* als nötig produziert, das Immunsystem reagiert überschießend.

Es sind in der Regel körperfremde Eiweißstoffe, die sehr allergen wirken. Aus diesem Grund enthalten Nahrungsmittel mit hohem Eiweißgehalt die meisten Allergene. Ein Verzicht auf tierisches Eiweiß ist deshalb ein absolutes Muß, um den Körper zur Ruhe kommen zu lassen; ebenso ist ein Verzicht auf die eiweißreichen Sojaprodukte angebracht.

Doch was passiert bei diesen allergischen Reaktionen?

Das Verheerende ist, daß durch die überschießende Antikörperproduktion wahllos sowohl alle eingedrungenen, körperfremden Eiweißkörper als auch sogar körpereigene Eiweißstrukturen angegriffen werden. Der Stoffwechsel ist aus seinem Gleichgewicht geraten. Die Folgen sind, daß bestimmte Körperzellen vermehrt Substanzen wie beispielsweise das Histamin[1] produzieren, die dann vermehrt ausgeschüttet werden. Histamin kann überall im Körper ausgeschüttet werden, und es kann ebenso für den Juckreiz wie für Kopfschmerzen oder Atembeschwerden verantwortlich sein. Es ist an allen allergischen und pseudoallergischen Reaktionen beteiligt.

Allergische Reaktionen liegen nicht nur bei der Neurodermitis auf der Haut oder beim Heuschnupfen auf den Schleimhäuten vor, auch bei bzw. in allen anderen Organen können Allergien ablaufen. In der Therapie bemerkt man sehr schnell, daß chronische Darmbeschwerden beispielsweise beim Verzicht auf tierisches Eiweiß verschwinden, oder daß sich die jahrelange Migräne nach dem Fasten „in Luft auflöst".

Aber wie ist es möglich, daß dann ein „harmloses" Lebensmittel, wie z. B. eine Tomate, allergische Reaktionen mit starkem Juckreiz hervorrufen kann? Hier müßte die entscheidende Frage anders lauten, *nicht:* Auf was reagiere ich allergisch? *Sondern:* Was hat dazu geführt, daß mein Körper so krank geworden ist und nun auf Tomaten oder eine Blütenpolle allergisch reagiert. Es stellt sich die Frage nach den Krankheits*ursachen;* Tomate oder Blütenpolle stellen nur Auslöser dar!

Ursachen der Allergien

Chronische Erkrankungen und Allergien besitzen vielschichtige Ursachen, die zusammen das Immunsystem belasten. Nach heutigem Kenntnisstand müssen eine jahrzehntelange Fehlernährung, psychische Belastungen, die zunehmende ökologische Katastrophe sowie die über Generationen vermittelten Stoffwechselstörungen für allergische Erkrankungen verantwortlich gemacht werden, die zusammen das Immunsystem zu Fehlfunktionen veranlassen, und durch die beispielsweise allergische Reaktionen aus

[1] Histamin: Wird bei allergischen Reaktionen vermehrt aus spezifischen Zellen (z. B. Mastzellen) freigesetzt und führt zu Symptomen wie Rötung, Juckreiz.

gelöst bzw. verursacht werden; dies wird auch durch unsere Erfahrungen aus der täglichen Arbeit mit Allergikern bestätigt. Der Patient befindet sich in einem Reizzustand, dessen Symptomatik über die Haut oder die Schleimhäute zum Ausdruck kommt, wie z. B. bei der Neurodermitis in kontinuierlich juckender Haut mit flächenhaften Entzündungen.

Immunbelastende Faktoren

★ Erbgut
★ Umwelt
★ Verhalten
★ Psyche
★ Fehlernährung

Konkret lassen sich die Ursachen allergischer Erkrankungen in exogene[2] und endogene[3] Ursachen einteilen.

exogene Ursachen	*endogene Ursachen*
1. Fehlernährung – tierisches Eiweiß – Ballaststoffmangel – Mikronährstoffmangel – Biogene Amine* – stark bearbeitete, erhitzte Kost – Fast-Food	1. Enzym-* und Stoffwechselstörungen 2. Immunstörungen 3. Darmdysbiose* 4. überlastete Ausscheidungsorgane
2. Psychische Belastungen	5. Vererbung
3. Umweltgifte	

Tab. 1: Ursachen allergischer Erkrankungen (Moll, Spiller 1993)

[2] exogen: von außen in den Körper eingeführt
[3] endogen: „von innen entstehend“

Das folgende Faßmodell verdeutlicht sehr schön, wie das Immunsystem durch Chemikalien, Fehlernährung sowie psychischen Streß aus der Bahn gerät, „das Faß zum Überlaufen kommt".

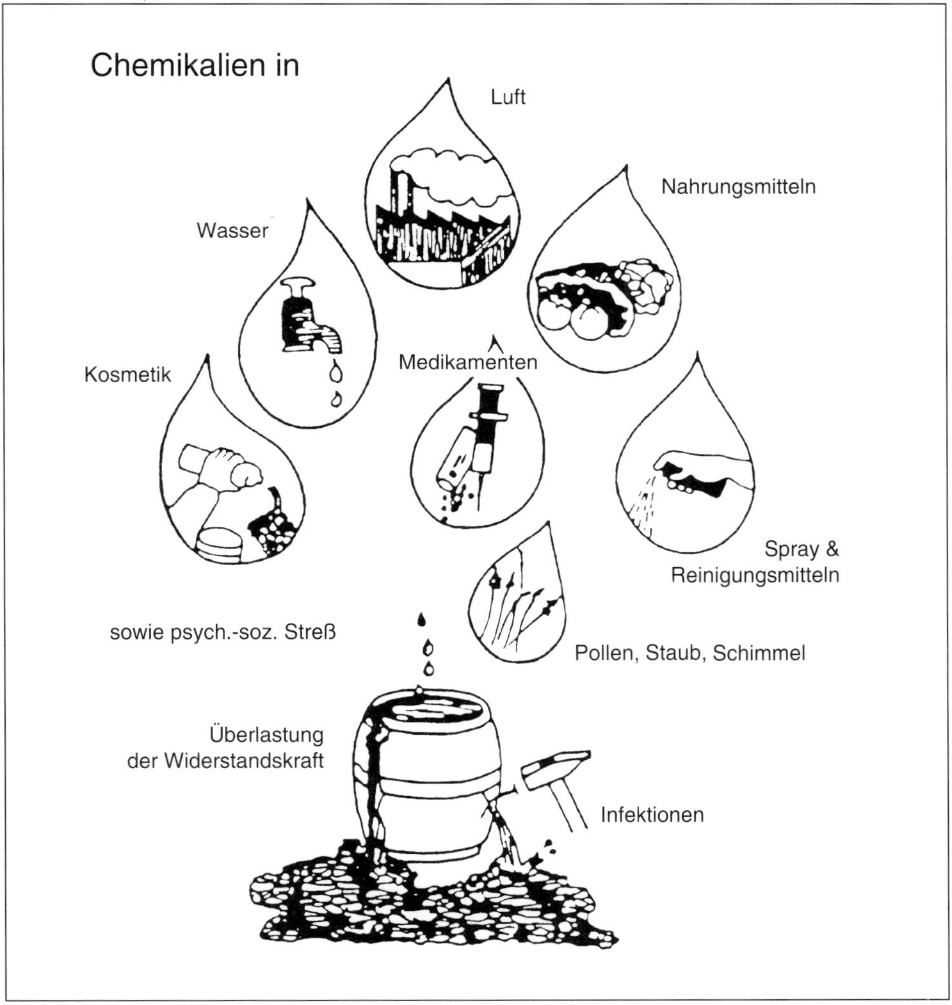

Abb. 1: Faßmodell (Runow, K. D., Allergien: Folgen von Umweltbelastung und Ernährung; Ärztezeitschrift für Naturheilverfahren, 1990)

Setzt das therapeutische Konzept an den Ursachen an, so kann jede allergische Erkrankung auf lange Sicht sinnvoll therapiert werden. Entscheidend ist jedoch die Mitarbeit des Patienten. Daß Maßnahmen, die die Symptome unterdrücken, wie z. B. Cortisongaben, fragwürdig sind, ergibt sich von selbst. Als Nebenwirkungen solcher Maßnahmen zeigen sich *äußerlich* folgende Erscheinungen:
Die Haut wird dünn, faltig und pergamentartig oder bläulich und rötlich verfärbt, Hautkrebs kann sich ausbilden.

Die *innerlichen* Nebenwirkungen sind weitaus gravierender:
Muskelschwäche, hoher Blutdruck, Knochenentkalkung, Wasseransammlungen im Gewebe, verzögerte Wundheilung, Wachstumsverzögerungen und Karies bei Kindern und vieles mehr.

So sinnvoll der Einsatz von Cortison bei akuten, lebensbedrohlichen Situationen, wie z. B. beim anaphylaktischen Schock oder einem starken Asthma-Anfall, auch ist, um so gefährlicher ist seine Wirkung bei wiederholter und dauernder Einnahme.

Wir haben zur besseren Übersicht und zur Vereinfachung eine Einteilung der Allergien in 3 große Gruppen vorgenommen: angeborene, erworbene und maskierte Allergien.

Angeborene Allergien

Zu den *angeborenen Allergien* zählen die Neurodermitis*, das allergische Asthma und der Heuschnupfen. Diese Krankheitsbilder können schon im Säuglingsalter auftreten und werden als atopisches Trias bezeichnet. Vererbt wird jedoch nicht die Allergie als solche, sondern Immun- und Stoffwechselstörungen, die den Körper veranlassen, allergisch zu reagieren.

Durch die Fehlernährung der vorausgegangenen Generationen werden Enzymmängel oder Störungen im Vitaminstoffwechsel an die Nachkommen vererbt. Die Kinder kommen nicht mit einer Neurodermitis zur Welt, sondern mit der Anlage, die Krankheit irgendwann in ihrem Leben bekommen zu können. Meistens reicht die Gabe von tierischem Eiweiß aus, um zuerst Milchschorf und später eine Neurodermitis entstehen zu lassen.

Immer öfter stehen wir vor der Frage, weshalb Säuglinge, die selber direkt nicht durch eine Fehlernährung und Umweltgifte belastet sind, an Neurodermitis oder anderen Allergien erkranken. Die Gründe liegen zum einen in der Fehlernährung vorausgegangener Generationen und zum anderen an der Gabe von tierischem Eiweiß, meistens Kuhmilch. Das sensibilisierte Immunsystem kann die fremden Eiweißstrukturen nicht erkennen und reagiert überschießend.

Welche Chance hat ein Neugeborenes, das stoffwechselgestört und immunschwach zur Welt kommt, zudem mit einer vergifteten Umwelt konfrontiert wird, und letztendlich noch Fertignahrung und artfremdes Eiweiß erhält? Es reagiert im extremsten Fall allergisch – ein Versuch des Körpers, die körperfremden Stoffe und Gifte loszuwerden. Wird dieser Organismus dann noch mit chemischen, synthetischen Mitteln vollgestopft, ist das Chaos perfekt.

Erworbene Allergien

Erworbene Allergien treten meistens im Erwachsenenalter auf. Bei diesen Allergikern ist keine genetische Disposition, d. h. keine erhöhte Allergiebereitschaft bekannt. Der Patient hat bis zu diesem Zeitpunkt das Allergen vertragen und ist demnach scheinbar gesund gewesen. Als Beispiele dienen das Kontaktekzem oder die Urticaria (Nesselsucht, Quaddelausschlag).

Bei den erworbenen Allergien benötigt der Stoffwechsel eine lange Zeit, um aus dem Gleichgewicht zu gelangen. Wenn jedoch der Stoffwechsel umkippt, können beispielsweise alle möglichen Lebensmittel oder Umweltgifte Hautreaktionen auslösen. Bei der Nesselsucht zeigen sich rote Quaddeln am ganzen Körper; der Betroffene „versteht die Welt nicht mehr“, wenn er nach dem Verzehr von Äpfeln plötzlich mit starkem Ausschlag reagiert. Antworten wie „Ich habe doch immer Äpfel vertragen“ sind nicht selten.

Maskierte Allergien

Maskierte Allergien sind versteckte Formen allergischer Erkrankungen, wie beispielsweise Migräne, Infektanfälligkeit, Depressionen und vieles andere mehr. Die klinischen Ökologen sehen die Gründe in der zunehmenden Umweltverschmutzung durch Reizstoffe in Luft, Wasser, Nahrung, Medikamenten und Chemikalien. Ebenso können Nahrungsmittel-Unverträglichkeiten Auslöser dieser Allergie sowie für viele andere chronische Erkrankungen sein. Die maskierten Allergien besitzen die höchste Dunkelziffer.

Der Betroffene weiß nicht, daß seine jahrelange Migräne oder sein ständiger Kopfschmerz eine Allergie ist. Diese unspezifischen Symptome sind für ihn nicht einzuordnen und werden dann als selbstverständlich akzeptiert. Er fühlt sich krank, aber weiß nicht warum.

Die Problematik bei den maskierten Allergien besteht darin, daß das allergene Nahrungsmittel ständig verzehrt wird, so daß sein schädlicher Charakter schwer herauszufinden ist; so sind Kuhmilch oder Milchpulver allgemein in fast allen Produkten vertreten. Sie sind Auslöser sogenannter *echter Allergien* und verursachen Nahrungsmittel-Unverträglichkeiten gegen andere, harmlose Lebensmittel. Oftmals sagt der Betroffene, er habe beim Verzehr von Kuhmilch keine direkte Reaktion verspürt, der Verzehr von Äpfeln und Tomaten zeige jedoch Hautreaktionen, welche sich dann jedoch wieder verlieren würden, wenn er auf den Verzehr von Kuhmilch verzichtet.

Bei maskierten Allergien können folgende Erscheinungen auftreten:

- Migräne
- Infektanfälligkeit
- Gefäßentzündungen
- psychische Störungen
- Herzrhythmusstörungen
- Schleimhautentzündungen
- und vieles andere mehr

Was sind Intoleranzen ?

Abzugrenzen von allergischen Reaktionen sind pseudoallergische[4] Reaktionen*; sowie Unverträglichkeiten durch sog. biogene Amine* und Enzymdefekte, die allgemein als Intoleranzen* bezeichnet werden. Bei diesen Reaktionen treten dieselben allergischen Symptome wie bei den klassischen allergischen Reaktionen auf, obwohl hier *keine immunologischen Reaktionen* ablaufen.

Pseudoallergien

Bei pseudoallergischen Reaktionen laufen keine Immunreaktionen ab; beispielsweise können Zusatzstoffe in Lebensmitteln, Medikamente, Umweltschadstoffe, Chemikalien und zu hohe Histaminmengen*, die mit der Nahrung aufgenommen werden, beim Erstkontakt allergische Symptome hervorrufen. Bei den pseudoallergischen Reaktionen sind die immunbelastenden Faktoren sowie die unspezifischen Symptome identisch mit denen der allergischen Reaktionen. Der Unterschied besteht lediglich darin, daß bei Pseudoallergien keine Immunreaktionen ablaufen. Der Reaktionsmechanismus der pseudoallergischen Reaktion ist bis heute nahezu unbekannt. Milchzuckerunverträglichkeiten, Umweltgifte, schädliche Bakterien und Viren, psychische Störungen sowie Lebensmittelzusatzstoffe können auslösende Faktoren sein.

Die Diagnostik versucht krampfhaft, die Unterschiede zwischen einer pseudoallergischen und einer allergischen Reaktion herauszufinden. Diese Frage ist überflüssig und stellt sich im Grunde nicht.

Ob nach dem Verzehr einer Tomate, wonach der Betroffene mit starkem Juckreiz reagiert, eine pseudoallergische oder allergische Reaktion abläuft, ist unerheblich. Sinnvoll kann nur sein, mit einer individuellen Ernährungstherapie die Unverträglichkeiten abzubauen. Nach einer Heilfastenkur verschwinden die Unverträglichkeiten in fast 80% der Fälle. Die anschließende Kostumstellung auf eine allergenarme, tiereiweißfreie Vollwertkost erlaubt, alle Lebensmittel wieder in einem natürlichen Nährstoffverbund zu verzehren.

Wo liegen die Ursachen der pseudoallergischen Reaktionen?

Um diese Frage zu beantworten, müssen wir uns mit dem Magen-Darm-Trakt, der Leber und dem Histaminstoffwechsel im einzelnen auseinandersetzen. Hier laufen keine echten Immunreaktionen ab, hier wird vermehrt Histamin ausgeschüttet; die Frage ist, weshalb?

Die Ursachen liegen, wie auch bei den Allergien und anderen chronischen Krankheiten, in einer Fehlbesiedlung des Magen-Darm-Traktes mit krank-

---

[4] pseudoallergisch: allergieähnlich, vorgetäuscht, „falsche Allergie".

machenden Keimen. Pilze und Fäulniskeime produzieren Giftstoffe, unter ihnen auch entzündungsfördernde Stoffe wie beispielsweise das Histamin; in diesen gebildeten hohen Mengen können die Giftstoffe im Magen-Darm-Trakt nicht abgebaut werden und gelangen in den Körper. Der Körper wehrt sich, indem er beispielsweise das Histamin über die Haut oder die Schleimhäute ausscheidet – Juckreiz, Rötung und Schwellung sind die Folge; auch andere Reaktionen sind möglich.

Die im Darm produzierten Giftstoffe greifen permanent die Darmschleimhaut an, so daß sich diese entzündet und durchlässiger wird. Größere Eiweißmoleküle gelangen leichter ins Blut, der Körper „schlägt Alarm" und kann allergisch reagieren.

Die Darmschleimhaut ist ein wesentlicher Bestandteil der Immunabwehr; ist sie entzündet oder durchlässig, steigt die Wahrscheinlichkeit, daß mehr Fremdstoffe in den Körper gelangen – unter ihnen auch unvollständig verdaute Nahrungsbestandteile.

Im Zuge der ständigen Giftproduktion im Darm wird das Immunsystem permanent geschwächt. Die Folgen sind ein vermehrtes Pilzwachstum und unspezifische oder allergische Reaktionen.

Speziell die Zusatzstoffe in Lebensmitteln stellen für das defekte Immunsystem des Allergikers eine zusätzliche Belastung dar und können Unverträglichkeiten verstärken. Die Auswirkungen durch die Anhäufung von Zusatzstoffen sowie die Wechselwirkungen der verschiedenen Umweltschadstoffe untereinander und mit anderen belastenden Faktoren können nicht abgeschätzt werden. Untersuchungen zeigen z. B., daß Backaromen die natürliche Darmflora schädigen bzw. dezimieren.

Ferner ist es nicht vorhersehbar, welche Auswirkungen chemische Pflanzenschutzmittel bzw. Pestizide oder gentechnisch veränderte Lebensmittel und die Lebensmittel-Bestrahlung auf die Darmflora und die Darmschleimhäute und damit auf das gesamte Immunsystem haben. Die Techniken der Lebensmittelverarbeitung und deren Folgen für die Gesundheit werden im Zusammenhang mit dem EG-Binnenmarkt noch ausführlicher diskutiert.

Der Allergiker sollte sich so gut wie möglich vor den eventuellen Gefahren der künstlichen Hilfsstoffe schützen und weitestgehend auf Produkte aus kontrolliert biologischer Landwirtschaft zurückgreifen. Diese Produkte werden zudem ohne chemische Pflanzenschutzmittel produziert.

Die Enzyme arbeiten nicht

Enzyme sind Eiweißkörper, die den Stoffwechsel erst ermöglichen; durch sie werden beispielsweise die Nährstoffe im Darm gespalten und somit aufnehmbar. Allgemein fungieren Enzyme als Katalysatoren, d. h., daß sie an sämtlichen Reaktionen im Körper beteiligt sind, ohne dabei selber verbraucht zu werden. Enzyme sind als Eiweißstoffe hitzelabil und werden beim Kochprozeß bei Temperaturen über 43°C zerstört; aus diesem Grund erscheint es selbstverständlich, daß ein hoher Anteil unerhitzter Frischkost enorm wichtig für das reibungslose Funktionieren des Stoffwechsels ist.

Die Verdauungsenzyme spalten unsere Nahrung im Magen-Darm-Trakt in kleinste, für den Körper aufnehmbare Bestandteile ab. Dabei arbeiten sie am effektivsten, wenn ihr spezifisches pH-Optimum vorhanden ist, d. h. bei bestimmten Säure-Basen-Verhältnissen (pH-Wert*[5]). Deshalb ist ein optimaler Säure-Basen-Haushalt Voraussetzung für eine gute Verdauungsleistung. Wie dieser wünschenswerte pH-Bereich sowohl im Verdauungstrakt als auch im Körper erreicht und aufrechterhalten werden kann, ist im Kapitel Säure-Basen-Haushalt aufgezeigt.

Bei Allergikern können infolge von Schäden an der Erbsubstanz zuwenig histaminabbauende Enzyme vorliegen, so daß eine erhöhte Histaminaufnahme mit der Nahrung verhindert werden muß. Generell weisen alle enzymatisch* veränderten Lebensmittel hohe Histaminkonzentrationen auf, wie Hefen oder tierische Lebensmittel, während Obst und Gemüse nahezu histaminfrei sind. (Siehe Kapitel: Botenstoffe des Juckreizes)

Bei allen Allergikern liegen oftmals Leberfunktionsstörungen vor; das Enzym Histaminase wird nicht ausreichend gebildet, welches normalerweise überschüssiges Histamin abbaut. Meistens nachts, zwischen 1 und 3 Uhr, wenn die Hauptaktivitätszeit der Leber einsetzt, setzt damit z. B. bei der Neurodermitis der quälende Juckreiz ein, der anzeigt, daß die überschüssigen Histaminmengen nun über die Haut abgegeben werden.

Ein anderer Enzymdefekt liegt bei der Unverträglichkeit von Milchzucker (Laktose) vor; die Milchzucker-Unverträglichkeit ist die häufigste Form der Intoleranz*, bei der das Enzym Laktase, welches zur Verdauung bzw. Aufspaltung des Milchzuckers notwendig ist, beim Menschen nach 3-4 Lebensjahren nicht mehr genügend nachgebildet wird; Grund: Weil wir dieses Enzym nach der Stillzeit nicht mehr brauchen; doch warum trinken wir dann artfremde Milch?

Ca. 80% der Bevölkerung besitzt eine Milchzucker-Unverträglichkeit. Gesunde Erwachsene scheinen eine gewisse Menge zu verkraften, wenngleich hier jedoch die unspezifischen Symp-

---

[5] pH-Wert: Gibt den sauren oder basischen Charakter von Lösungen an; neutrale Lösungen: pH = 7; saure Lösungen: pH = 7–0; basische Lösungen: pH = 7–14; pH des Blutes = 7,35–7,45; pH von Lebensmitteln = 4–8

tome wie Kopfschmerzen, Depressionen und Allergien aller Art etc. nicht berücksichtigt sind. Doch Säuglinge und Kleinkinder verkraften den hohen Milchkonsum sicherlich nicht: Darmkoliken, ständige Durchfälle, Appetitlosigkeit, extreme Blähungen, Verschleimung des Lymphsystems und viele andere Beschwerden zeigen sehr deutlich, daß der hohe Konsum artfremder Kuhmilch das Verdauungssystem überfordert. Die Lösung sei denkbar einfach, doch überalterte Denkweisen und die täglichen Werbeslogans verunsichern die Mütter und Väter in ihrem Handeln.

Jeder, der generell auf tierische Produkte verzichtet, merkt nach kurzer Zeit, wie frei und unbeschwert er sich fühlt und wie schnell kleinere Übel verschwinden können. In der Therapie zeigt sich oftmals, daß der alleinige Verzicht auf Kuhmilch enorme Verbesserungen bringt; ist der Patient durch diesen Heilerfolg angeregt und läßt dann alle anderen tierischen Produkte auch noch weg, ist ein weiterer, sehr wichtiger Schritt in Richtung Gesundheit getan.

Botenstoffe des Juckreizes

Die allergischen Symptome, insbesondere der Juckreiz, werden durch sogenannte biogene Amine ausgelöst. Biogene Amine sind stickstoffhaltige Kohlenwasserstoffe, die im Stoffwechsel gebildet und dort verstoffwechselt werden. Die wichtigsten biogenen Amine sind Histamin*, Serotonin, Tryptamin und Tyramin. In Nahrungsmitteln sind biogene Amine hauptsächlich in den Lebensmitteln vertreten, die durch Reifungs-, Verarbeitungs- und Fäulnisreaktionen entstehen. Tierische Produkte weisen durch ihren hohen Eiweißgehalt einen sehr hohen Gehalt an biogenen Aminen auf, wie hier am Beispiel des Histamins aufgezeigt wird:

Holl. Edamer	< 0,1
Schafskäse	17,4
Wurst	200
Schweineleber	225
Backhefe	1600
Fleischsalat	9 - 310
Obst und Gemüse	histaminfrei
Salami	10 - 450
Heringssalat	500 - 1430
Emmentaler	41 - 2500
Cheddar	bis 1300
Roquefort	bis 3300
Makrele	3 - 7000

Tab. 2: Histamingehalt in Nahrungsmitteln in mg/kg (Kamsteeg, 1988)

Das Histamin wird nicht bei höheren Temperaturen zerstört. Es bleibt nach dem Braten oder Kochen und sogar nach der Sterilisation unzerstört erhalten.

Gefahrenquelle Histamin

Normalerweise stellen biogene Amine wie das Histamin keine Gefahr für den Organismus dar, da sie durch entsprechende histaminabbauende Enzyme inaktiviert werden. Bei Allergikern jedoch führen hohe Histaminaufnahmen zu einer zusätzlich erhöhten Histaminausschüttung, da die Mastzelle*[6] von Allergikern instabiler ist als die gesunder Personen.

Somit veranlassen verschiedene Histamin-Liberatoren die Mastzelle zu einer erhöhten Histaminausschüttung. Dies passiert immer dann, wenn durch Enzymdefekte oder das Fehlen ausreichender Mengen an histaminabbauenden Enzymen die mit der Nahrung aufgenommenen Histaminmengen nicht abgebaut werden können. Die Instabilität der Mastzelle bzw. die Histamin-Freisetzung wird durch Reize, wie beispielsweise Wärme und Kälte, Alkohol, Nikotin, Pestizide, Medikamente und andere biogene Amine beeinflußt. Oftmals berichten Patienten, daß sie bei einem Wetterumschwung mit Juckreiz reagieren, oftmals reicht auch der Wechsel von warm nach kalt aus.

Untersuchungen an Neurodermitikern* zeigten, daß bestimmte histaminabbauende Enzyme stark erniedrigte Werte im Vergleich zur gesunden Kontrollgruppe aufwiesen. Zudem waren die Histaminspiegel im Blut stark erhöht, was auf die erhöhte Durchlässigkeit der Darmwände bei Fehlbesiedlungen des Darmes mit krankmachenden Keimen zurückzuführen ist. Das Fehlen histaminabbauender Enzyme muß als ein Hauptgrund für Unverträglichkeitsreaktionen angesehen werden: Normalerweise werden die Histamine, die im Blut vorkommen, von den in der Leber gebildeten Histaminasen abgebaut, und die im Darm gebildeten Histamine werden normalerweise von den Enzymen abgebaut, die von der gesunden Darmflora produziert werden; eine kranke Darmflora hingegen produziert keine ausreichende Menge an histaminabbauenden Enzymen. Somit fehlen dem Allergiker im Dickdarm Enzyme, um das Histamin und andere Schad- bzw. Giftstoffe abzubauen; ferner fehlen diese Enzyme gerade bei Neurodermitikern aufgrund von Leberfunktionsstörungen im Körper.

Werden die im Darm von der Darmflora produzierten Gifte nicht abgebaut, greifen sie die Darmschleimhaut an, die infolge davon durchlässiger wird. Besonders Pilze, die normalerweise überhaupt nichts im Darm „zu suchen haben“, produzieren Fuselalkohole, die um ein vielfaches giftiger sind als der Trinkalkohol. Die giftigen Stoffe gelangen vermehrt ins Blut und dann in die Leber, woraus eine Überlastung der Leber resultiert; dies führt wiederum zu einer intestinalen Autointoxikation, d. h. einer Selbstvergiftung des Darmes: Da die Leber die

---

[6] _Mastzellen:_ Produzieren vor allem Histamin und Heparin und regulieren über diese Substanzen unter anderem die Durchlässigkeit der Gefäßwände; Mastzellen sind auf ihrer Oberfläche mit spezifischen Antikörpern besetzt (sensibilisiert), die bereits mit kleinsten Antigenmengen reagieren können, wodurch dann Histamin freigesetzt wird.

aus dem Darm kommenden, erhöhten Giftmengen nicht mehr abbauen kann, gibt sie die Gifte zum einen wieder an den Darm zurück, und zum anderen werden die Stoffe im Gewebe abgelagert. Die von der Leber an den Darm abgegebenen Giftstoffe können dort immer noch nicht abgebaut werden, greifen nochmals die Darmschleimhaut an und gelangen erneut in die Leber. Die Leber kann aufgrund der ständigen Überlastung ihrer Entgiftungsfunktion nicht mehr ausreichend nachkommen und verliert auf Dauer die Fähigkeit, ausreichende Mengen an Enzymen zu produzieren; so muß z. B. das vorhandene Histamin dann oftmals über die Haut ausgeschieden werden, da der Abbau nicht funktioniert.

Das Fehlen der oder ein Mangel an histaminabbauenden Enzymen kann an die Nachkommen weitergegeben bzw. vererbt werden; es entsteht ein verursachender Erbfaktor, der die Grundlage für das Auftreten von Allergien im Säuglingsalter legt.

Die Mastzellen, in denen das Histamin im Körper selbst zusätzlich gebildet wird, werden zudem durch Alkohol, Nikotin, Kaffee und tierisches Eiweiß zur Histaminausschüttung angeregt; dies zeigen auch unsere Erfahrungen. Allergiker berichten oftmals, daß sie nach Kaffee oder Alkoholgenuß einen extremen Juckreiz verspüren, ohne daß andere störende Faktoren eingewirkt haben.

Ein chronischer Zinkmangel führt ebenfalls zu einer erhöhten Histaminausschüttung: Zink und Kalzium sind die Regulatoren der Histaminproduktion; bei einem Zinkmangel dringt vermehrt Kalzium in die Mastzellen ein und gibt das Signal zur Histaminproduktion. Da die Mastzellen bei einem Zinkmangel zudem instabiler sind, schütten sie schneller Botenstoffe des Juckreizes aus.

Neurodermitiker weisen einen chronischen Zinkmangel auf – hervorgerufen durch die widernatürliche Zivilisationskost.

Wen wundert es nun noch, daß Pseudoallergien, Allergien oder Stoffwechselstörungen entstehen. Der Stoffwechsel hat irgendwann keine andere Möglichkeit mehr, als überschießend zu reagieren; er setzt Signale in Form dieser Abwehrreaktion.

Der Teufelskreislauf kann nur unterbrochen werden, wenn eine Fastenkur, eine Darmsymbioselenkung*, eine Ausleitung von Umweltgiften und eine Ernährungsumstellung vorgenommen werden – möglicherweise begleitet durch andere Naturheilverfahren.

Zusammenfassung: Pseudoallergien

Fassen wir die Problematik der pseudoallergischen Reaktionen nochmals kurz zusammen: Die Mastzellen sind aufgrund eines chronischen Zinkmangels instabiler; deshalb können sie durch verschiedene Faktoren leicht zur Histaminausschüttung angeregt werden; solche Faktoren sind beispielsweise Alkohol, Nikotin, Kaffee, Umweltgifte, Lebensmittelzusatzstoffe und tierisches Eiweiß.

Die infolge von Fehlernährungen entstandene gestörte Darmflora ist eine krankmachende Flora und besitzt zu wenig histaminabbauende Enzyme; zudem wird mit der Nahrung zu viel Histamin in Form von tierischen Produkten und der Hefe aufgenommen. Histamin und andere schädliche Stoffe gelangen durch die Darmschleimhaut über das Blut in die Leber. Diese ist jedoch überlastet, und es kommt zur intestinalen Autointoxikation, der Selbstvergiftung im Darm. Histamin wird verstärkt abgegeben und ruft die typischen allergischen Symptome wie Rötung, Schwellung, Juckreiz, Kopfschmerzen, Atemnot etc. hervor. Ebenso können Milchzuckerunverträglichkeiten allergische Reaktionen, wie z. B. Durchfälle, hervorrufen.

Fazit: Der Beginn einer sinnvollen Therapie kann nur eine sinnvolle Ernährungsumstellung sein.

Daß insbesondere tierische Produkte strikt zu meiden sind, ist nach den bisherigen Ausführungen sicherlich bekannt und selbstverständlich. Ohne den Verzicht auf tierisches Eiweiß ist jede Ernährungsempfehlung sinnlos und erfolglos.

Alle Such- und Weglaß-Diäten sind nur die halbe Wahrheit; doch die halbe Wahrheit ist eine ganze Lüge – eine Lüge an den Patienten.

Einbahnstraße Nahrungsmittelunverträglichkeiten

In Lehrbüchern liest man oftmals, daß die Nahrungsmittelallergie eine immunologisch vermittelte Überempfindlichkeit auf Nahrungsmittelallergene darstellt. Weiter geben die Wissenschaftler jedoch zu verstehen, daß das Wissen über die chemische Struktur der Nahrungsmittelallergene sehr gering ist. Die Allergene aus Kuhmilch und Hühnerei seien am besten untersucht, bei Gemüsen, Gewürzen, Obst und Hülsenfrüchte seien die Allergene unbekannt.

Die Suche nach den Nahrungsmittelallergenen könnte auch erspart bleiben, *da es sie nicht gibt!* Den oftmals gesuchten, gemeinsamen „Antigenkern“, das sinnlose Aufstellen von Lebensmittel, die einer gemeinsamen Antigengruppe angehören, ist eine Einbahnstraße, aus der man nicht mehr herauskommt. Würden ein gemeinsamer Antigenkern oder gemeinsame Allergene im Nahrungsmittel existieren, hieße das konkret, daß jedermann auf einen Apfel reagieren müßte, wenn er diesen verzehrt.

Lebensmittel bestehen neben ihren großen Bausteinen Eiweiß, Fett und Kohlenhydraten zudem aus den

Mikronährstoffen* – Vitaminen und Mineralien – und Wasser. Doch von einem Antigenkern war noch nie etwas zu hören: „Nahrungsmittelallergene" sind eine reine Erfindung der Wissenschaft. Die Suche nach Allergenen läßt Forschungsgelder weiter fließen; peinlich ist nur, daß die Therapie und die Diagnostik von Nahrungsmittelallergien seit den 50er Jahren keinen Schritt vorangekommen ist, und auch nicht weiterkommen wird.

Oftmals beobachtet man auch, daß die Unverträglichkeiten gegen Lebensmittel ständig wechseln. Hat der Betroffene heute Tomaten und Gurken essen können, so meint er, am anderen Tag diese Produkte nicht mehr zu vertragen. Letzten Endes wird oftmals auch die Zahl der unverträglichen Stoffe immer größer, so daß am Ende nur noch drei oder vier Lebensmittel auf dem Speiseplan stehen.

Bei unserer tiereiweißfreien Therapiekost beobachten wir immer wieder, daß die Patienten nach einer gewissen, individuellen Zeit wieder alle pflanzlichen Lebensmittel vertragen; daraus kann man vermuten oder ableiten, daß im Grunde nur tierische Eiweißstoffe sogenannte Allergene besitzen, die den Körper bzw. das Immunsystem zu Fehlreaktionen veranlassen. Ausnahmen bei den pflanzlichen Produkten stellen der heutzutage überzüchtete Weizen und die eiweißreichen Sojaprodukte dar (siehe die entsprechenden Kapitel).

Wie kommen jedoch solche Fehlmeinungen zustande ?

Nahrungsmittelallergien sind in den 50er Jahren bekannt geworden und nahmen Einzug in die allergologische Sprechstunde. Zu dieser Zeit fehlten jedoch die diagnostischen Möglichkeiten, so daß Fehldiagnosen automatisch entstanden. Einzelberichte von Patienten, die angaben, sie würden auf bestimmte Lebensmittel allergisch reagieren, wurden als Maßstab genommen, und das Zeitalter der Allergene war entstanden.

Schwierigkeiten bereitet auch der Zeitfaktor: Zwischen Nahrungsaufnahme und Reaktion können Minuten bis Tage vergehen. Sicher scheint, daß *keine* Beziehung zwischen einem *bestimmten* Nahrungsmittel und dem Auftreten *bestimmter* Symptome existiert. Die Probleme liegen also nicht beim Nahrungsmittel, sondern auf anderen Gebieten.

Ursachen der Nahrungsmittelunverträglichkeiten

Heute wissen wir, daß sich hinter jeder Nahrungsmittelunverträglichkeit eine Darmdysbiose* mit meist hohem Pilzwachstum verbirgt. Zudem liegen häufig psychisch manifeste Probleme vor.

Das Nahrungsmittel ist, wenn überhaupt, nur der Auslöser, nicht jedoch die Ursache!

Oder glauben Sie wirklich, daß ein kleiner harmloser Apfel Allergene enthält, die beispielsweise beim Neurodermitiker einen sofortigen starken Juckreiz der Haut zur Folge haben kann?

Andererseits ist es jedoch nicht verwunderlich, daß in Kuhmilch und Hühnerei sogenannte Allergene vorhanden sind, da diese Lebensmittel Eiweißstrukturen enthalten, die zwar für die spezifische Tierart bestimmt sind, aber eben nicht für den Menschen. So ist beispielsweise die artspezifische Eiweißfraktion Beta-Laktoglobulin aus der Kuhmilch für das Kalb und nicht für den Menschen bestimmt; für den menschlichen Organismus ist dies eine völlig fremde Eiweißstruktur.

Demnach ist es dann auch nicht verwunderlich, daß Kuhmilch und Hühnerei die Hauptallergene in unserem Kulturkreis darstellen – neben dem überzüchteten Weizen und den Sojaprodukten. Die tierischen Nahrungsmittel enthalten artfremde Strukturen, die in keinem Blumenkohl und in keinem Apfel existieren, und doch wird weiterhin kräftig nach allergenen Strukturen in pflanzlichen Lebensmitteln gesucht.

Eine weitere Ursache für Nahrungsmittelunverträglichkeiten ist die Verzehrshäufigkeit: Während in Deutschland die Kuhmilch das Hauptallergen darstellt – wir sind Weltmeister im Milchtrinken –, reagieren die Amerikaner überwiegend auf Weizen und die Japaner überwiegend auf Sojaprodukte mit Unverträglichkeiten; es wird am häufigsten auf jene Nahrungsmittel reagiert, die mengenmäßig am meisten konsumiert werden.

Für Störungen des Immunsystems, aus denen die Nahrungsmittelunverträglichkeiten entstehen, sind nicht nur die Darmdysbiose und das Pilzwachstum, sondern beispielsweise auch Umweltvergiftungen mitverantwortlich. Oftmals beobachten wir, daß Amalgambelastungen die vielfältigsten Formen von Unverträglichkeiten hervorrufen können; Amalgam stellt eine enorme, langzeitige Belastung für das Immunsystem dar. Das Immunsystem verliert seine Erkennungsfähigkeit und kann nicht mehr zwischen körperfremden und körpereigenen Stoffen unterscheiden, Unverträglichkeiten entstehen zwangsweise. Bei solchen Patienten kann beobachtet werden, wie die vielfältigen Nahrungsmittelunverträglichkeiten nach einer fachgerechten Amalgamentfernung mit anschließender Ausleitung plötzlich „auf wundersame Weise verschwinden".

In der Therapie sollte, wenn möglich, eine 1–3wöchige Heilfastenkur mit anschließender Kostumstellung durchgeführt werden, um die Pilze im Darm zu bekämpfen. Begleitend empfiehlt sich eine Hydro-Colon-Therapie (Darmbäder) in Verbindung mit einer Darmsymbioselenkung*.

Bei Patienten, die nicht fasten können, werden die unverträglichen Lebensmittel noch so lange aus der Kost entfernt, bis das Immunsystem und der Darm wieder stabil sind.

Die Kinesiologie oder die Elektroakupunktur – Methoden zur Bestimmung verschiedener Reaktionsweisen des Körpers auf verschiedene Substanzen – können in der Therapie zur Diagnostik herangezogen werden. Werden mit bestimmten Lebensmitteln negative Erfahrungen/Gedanken verknüpft, so sollte dies mit einem erfahrenen Psychologen aufgearbeitet werden.

Nach der Heilfastenkur verschwindet ein Großteil der sogenannten Nahrungsmittelunverträglichkeiten, spätestens nach einer Kostumstellung auf die tiereiweißfreie Vollwertkost. Das Märchen von den Nahrungsmittelallergenen hat ein gutes Ende.

Sind Nahrungsmittelunverträglichkeiten lebenslänglich?

In Gesprächen muß dem Betroffenen erklärt werden, daß die Lebensmittel nur vorübergehend unverträglich sind – mit Ausnahme der tierischen Produkte und möglicherweise von Weizen und Sojaprodukten. Langfristig soll bzw. muß eine gesunde, tiereiweißfreie Vollwertkost den Speiseplan füllen.

Oftmals wird bei der Neurodermitis geschrieben, daß die Patienten verschiedene Nahrungsmittel ein Leben lang meiden müssen. Dies ist jedoch nicht notwendig, da die Verträglichkeit oder Unverträglichkeit von Lebensmitteln mit der Abwehrfähigkeit des Immunsystems bzw. des gesamten Körpers steigt oder fällt.

Wie schon öfter erwähnt, verlieren sich viele Unverträglichkeiten nach dem Heilfasten. Wenn der Pilz im Darm sinnvoll therapiert und tierisches Eiweiß langfristig aus der Kost entfernt worden ist, können auch die bisher unverträglichen Lebensmittel wieder vorsichtig, zunächst in geringen Mengen, in den Kostplan eingebaut werden.

Zudem müssen Giftstoffe, wie z. B. Amalgam, Blei, Cadmium oder Formaldehyd, ausgeleitet werden, um Unverträglichkeiten abzubauen.

Aus der Erfahrung wissen wir, daß die Unverträglichkeiten gegen Obst oder Gemüse sehr schnell verschwinden, so daß diese wichtigen Lebensmittel wieder in den Speiseplan aufgenommen werden können; hingegen werden Nüsse, wie beispielsweise Hasel-, Pekan-, Para- oder Erdnüsse, erst nach ca. 1 Jahr wieder vertragen. Das Immunsystem hat nach einer so langen Zeit gesunder Lebensführung seine Erkennungsfähigkeit gegen diese Stoffe wieder richtig eingeordnet. Die Schleimhautabwehr im Magen-Darm-Trakt oder beim Asthmatiker auf der Lunge funktioniert besser, so daß Neurodermitiker, Asthmatiker und generell

Allergiker wieder alle bisher unverträglichen, pflanzlichen Stoffe zuführen können.

- *Heilfastenkur*
- *tiereiweißfreie Vollwertkost*
- *Lebensmittel aus kontrolliert biologischem Anbau*
- *Darmtherapie*
- *Ausleitung von Giftstoffen (Blei, Quecksilber, Cadmium, u. a.)*
- *Ausschalten von negativen Assoziationen z. B. zum Lebensmittel*

Tab. 3: Möglichkeiten, die beim Abbau von Unverträglichkeiten berücksichtigt werden müssen (Moll, Spiller, 1993)

Nahrungsmittelunverträglichkeit und Neurodermitis

Bei der Neurodermitis* sollen Nahrungsmittelunverträglichkeiten oftmals eine zentrale Rolle spielen. Sie sind jedoch nicht die Ursache der Erkrankung, Nahrungsmittelunverträglichkeiten stellen nur eine zeitlich begrenzte Unverträglichkeit dar. Sie sollen nach einer erfolgreichen, ganzheitlichen Therapie verschwinden.

Bei der Neurodermitis ist der ganze Körper aus dem Gleichgewicht geraten; eine Folgereaktion sind die Unverträglichkeiten. In der Therapie muß der Neurodermitiker natürlich die unverträglichen Lebensmittel meiden, um seinen Körper nicht unnötig zu provozieren. Die Auswahl der unverträglichen Nahrungsmittel erfolgt dabei unabhängig von Haut- oder Bluttests aufgrund von bioenergetischen Meßmethoden (Kinesiologie, u.a.) und richtet sich nach dem persönlichen Empfinden des Patienten. Langfristig soll bzw. muß jedoch eine tiereiweißfreie, frischkostbetonte Vollwertkost mit allen Lebensmitteln seinen Speiseplan füllen.

Alle Testungen an Neurodermitikern sind sinnlos und nicht aussagekräftig, solange sich der Körper in einem akuten Entzündungszustand befindet („Schub"); zu dieser Zeit ist der Juckreiz verstärkt und die Testungen fast aller Lebensmittel fallen positiv aus; die auslösenden Faktoren können nicht herausgefunden werden. Mit fortgeschrittener Kostumstellung verbessert sich mit der Zeit die Reaktionslage des Körpers und die möglichen Unverträglichkeiten verschwinden.

Vom Sinn und Unsinn konventioneller Testmethoden

Aus dem bisher Gesagten geht hervor, daß die herkömmlichen Diagnosemethoden, wie z. B. Eliminationsdiät, Provokationsdiät, Hauttestungen wie Reib-, Kutan-, Intrakutan- oder Epikutantests, oder als in vitro Test der Rast-Test, unzureichend sind.

Das Prinzip der Hauttestungen ist, daß das mutmaßliche Allergen auf bzw. in die Haut des Patienten gebracht wird; dabei soll sich nach einer kurzen Zeit bei einem „positiven“ Verlauf eine Quaddel oder ein Erythem bilden. Die verschiedenen Tests unterscheiden sich im Grad der Empfindlichkeit und der Stärke. Positiv ausgefallene Hauttests reichen jedoch oftmals nicht als Beweis für eine Nahrungsmittelunverträglichkeit aus. Das in die Haut eingebrachte Allergenextrakt hat keine Ähnlichkeit mit dem Allergen aus dem Lebensmittel, da dieses im Magen-Darm-Trakt durch die Verdauung verändert wird. Allergenextrakte sind industriell hergestellt und entsprechen oftmals nicht den Anforderungen an Reinheit, so daß positive Ergebnisse vorprogrammiert sind. Nach der Extraktherstellung wird die Allergenstruktur – was immer das auch sein mag – durch den Extraktionsprozeß zerstört, so daß keine stabilen Extrakte vorliegen. Stemmann berichtet beispielsweise, daß bei derartigen Testmethoden 23 Neurodermitiker keine Hauterscheinungen bekamen (Test negativ), obwohl bei 11 von ihnen Hauterscheinungen nach dem Verzehr von Kuhmilch auftraten.

Oftmals berichten Patienten aufgrund von Hauttest-Ergebnissen, daß sie angeblich allergisch auf ein bestimmtes Lebensmittel reagieren sollen, beim Verzehr dieses Produktes jedoch nie Probleme bekommen haben. Verunsicherte Mütter verzichten dann jahrelang bei Kindern auf die Gabe von Erdbeeren oder anderen Obstsorten. Können Sie sich vorstellen, welche Einstellung Kinder durch den ständigen Verzicht auf Nahrungsmittel zum Essen bekommen?

Mehr Lebensmittel heißt mehr Lebensfreude. Deshalb muß das Endziel der Allergiker auch sein, alle pflanzlichen Produkte verzehren zu dürfen.

Beim Rast-Test findet aufgrund von Blutuntersuchungen eine Antikörperbestimmung statt (Immunglobulin E, IgE). Bei allergischen Reaktionen werden Antikörper der IgE-Klasse ausgeschüttet, so daß deren Bestimmung einen Hinweis auf Nahrungsmittelunverträglichkeiten geben soll. Nicht erfaßt werden können die pseudoallergischen Reaktionen, also die Unverträglichkeiten, bei denen keine Immunreaktionen ablaufen. Sie weisen die gleichen Symptome beim Patienten auf, es werden aber keine IgE-Antikörper gebildet.

Positive Ergebnisse des Tests geben darüber Auskunft, in welchem Umfang IgE-Antikörper vorhanden sind. Inwieweit diese Antikörper jedoch mit den vom Patienten beschriebenen Symptomen in Zusammenhang gebracht werden können, ist unbekannt. Sicher ist allerdings, daß auch der Rast-Test unsicher ist.

Der Rast-Test mißt nur den IgE-Spiegel im Blut, nicht aber das an die Mastzellen geheftete IgE; gemessen wird folglich nur ein Überschuß an

Antikörpern, nicht das gesamte IgE. Dabei ist gerade das an die Mastzellen geheftete IgE für die allergischen Reaktionen entscheidend.

Was sollen alle diese Testungen? Sie sind unsicher, verwirren den Patienten und zeigen die Konzeptionslosigkeit der Allergiediagnostik auf. Als „Spitze des Eisbergs“ wird vom Patienten verlangt, wochenlang ein Tagebuch über die verzehrten Lebensmittel mit den dazugehörigen Reaktionen zu notieren. Diese Testungen dürfen nie als ganze Wahrheit angesehen werden – ihre Fehlerquellen sind offensichtlich; richtig ist, immer das persönliche Empfinden des Patienten miteinzubeziehen.

Ist es da nicht einfacher, das Immun- und Stoffwechselsystem zu stabilisieren, als Detektivarbeit zu betreiben? Diesbezüglich ist es sinnvoller, das persönliche Empfinden des Patienten zu berücksichtigen; der Körper lügt nicht. Falls der Patient seine Unverträglichkeiten nicht genau diagnostizieren kann, helfen die Kinesiologie oder die Elektroakupunktur nach Voll. Eigene Erfahrungen mit diesen Methoden zeigen, daß neben den tierischen Produkten vor allem der Zucker, Schimmelpilze sowie Weißmehlprodukte am häufigsten unverträglich wirken. Alle anderen Unverträglichkeiten stellen jeweils nur eine vorübergehende Unverträglichkeit dar; im Grunde gibt es keine direkt unverträglichen Lebensmittel, es gibt nur einen kranken Darm und ein dadurch fehlgeleitetes Immunsystem, durch die sich allergische Reaktionen hauptsächlich manifestieren.

Wie der Allergiker seine Ernährungsumstellung vornehmen sollte, und welche Lebensmittel er anfangs besser meidet, wird in den folgenden Kapiteln ausführlicher beschrieben.

Zusammenfassung: Ursachen der Allergien und Pseudoallergien

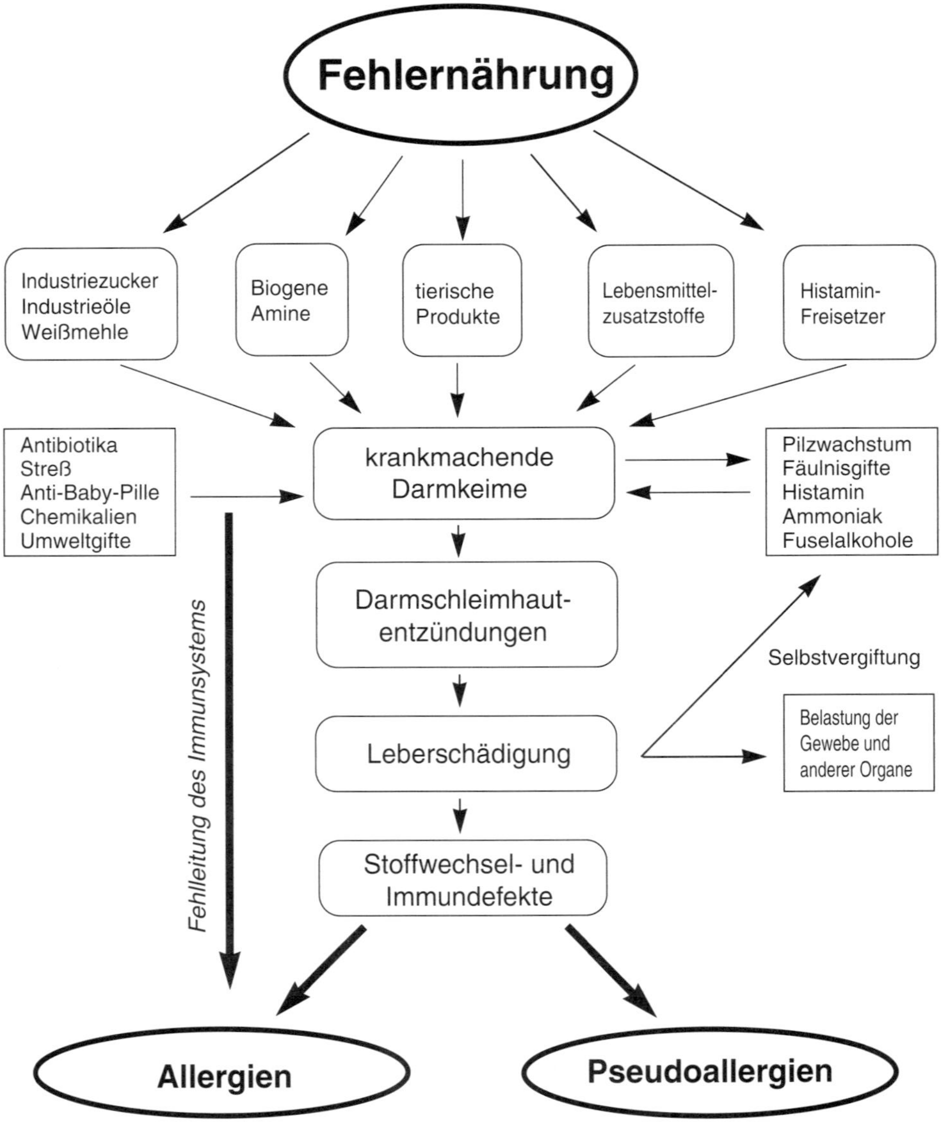

Abb. 2: Ganzheitliche Betrachtung der Entstehung von Allergien und Pseudoallergien; Teufelskreis: Umwelt-Darm-Leber (Moll, Spiller, 1993)

Die Ernährung des Allergikers

Auf der Suche nach einer geeigneten Kost für den gestörten Stoffwechsel des Allergikers sind wir fündig geworden. Die wichtigsten Lebensmittelgruppen dieser Kost sind: Getreide, Keimlinge (Hülsenfrüchte, Getreide, Samen), Gemüse und Salate, Obst, Nüsse und Samen, native Speiseöle, milchsaure Gemüse, Trockenfrüchte und Honig. Die erforderliche Ernährung entspricht einer frischkostbetonten Vollwertkost – unter Berücksichtigung der zunächst noch unverträglichen Lebensmittel. Inwieweit das Ziel einer Heilung erreicht wird, hängt oftmals vom Betroffenen selbst ab und von der Reaktionsfähigkeit seines Körpers.

Um die einzelnen Lebensmittelgruppen in ihrer Gesamtheit zu beurteilen, werden Ernährungsempfehlungen nicht für die Mindest- oder Höchstzufuhr gegeben, sondern es werden die verschiedenen Lebensmittelgruppen ernährungsphysiologisch bewertet. Es ist unsinnig, die Nahrung nach ihrem Kaloriengehalt zu beurteilen, da die Kalorie eine Größe aus der Physik ist, die etwas über den Wärmegehalt aussagt, nichts jedoch über die Qualität.

Unsere Erfahrungen aus der täglichen Arbeit sowie umfangreiche Statistiken haben uns dazu veranlasst, das folgende Ernährungskonzept aufzustellen. Es hat sich in der Vergangenheit bewährt und wird auch in Zukunft vielen Menschen einen möglicherweise langen Leidensweg ersparen.

Getreide, sinnvoll und richtig eingesetzt

Getreide wird in Form von Getreidekeimlingen, Getreideflocken oder als luftgetrocknetes Brot, später als Schnitzer[7]-Brot oder allgemein als Vollwertbrot, zugeführt (Naturkostladen, Reformhaus). Das luftgetrocknete Brot wird über mehrere Stunden bei einer Kerntemperatur von unter 40°C im Backofen erhitzt, wobei keine Backtriebmittel verwendet werden. Somit werden alle essentiellen Inhaltsstoffe im nativen*, d. h. natürlichen, Zustand zugeführt.

Getreidekeimlinge erfahren durch enzymatische Neubildungen bei der Keimung einen höheren Gehalt an Vitaminen, insbesondere an den Vitaminen B12 und C sowie an essentiellen Aminosäuren, wie z. B. Lysin. Aufgrund des zusätzlichen Abbaus der Makronährstoffe Fett, Eiweiß und Kohlenhydrate sowie der guten Verträglichkeit für Magen und Darm sind Keimlinge generell empfehlenswert.

Getreide liefert alle wichtigen essentiellen Inhaltsstoffe in mengenmäßig günstiger Kombination. Besonders hervorzuheben sind der beachtliche

[7] Schnitzer: Dr. J. G. Schnitzer hat als Zahnarzt die Zusammenhänge zwischen Ernährung, Zahngesundheit und dem allgemeinen Gesundheitszustand aufgezeigt. Seine vollwertigen Ernährungsrichtlinien sind als Schnitzer-Normalkost und Schnitzer-Intensivkost bekannt geworden. Schnitzer-Brot und -Backwaren sowie -Getreidemühlen werden heute europaweit angeboten. (Adressenliste, S. 157)

Eiweißgehalt (10–14%), der hohe Ballaststoffgehalt (9-12%), der hohe Vitamingehalt, insbesondere Vitamin B1 sowie das Vorkommen von Vitamin E und ß-Carotin.

Vollwertgetreide weist zudem wichtige Mengen an Mineralien auf (Kalium, Magnesium), wobei Hirse und Hafer sehr gute Eisenquellen darstellen. Ferner sind die Spurenelemente Zink, Selen, Mangan und Chrom vertreten.

Als Nachteil bzw. als problematisch wird häufig der hohe Phytinsäuregehalt von Vollwertgetreide angesehen; die Phytinsäure, die in Getreidekörnern in größeren Mengen enthalten ist und mit verschiedenen Mineralstoffen schwerlösliche Komplexe bildet, soll dabei Mineralstoffe an sich binden, so daß ein großer Teil der wichtigen Mineralien für den Körper verloren gehen. Bei einer geeigneten Verarbeitung wird die Phytinsäure im Lebensmittel jedoch durch entsprechende Enzyme zu einem hohen Prozentsatz abgebaut; dies wird z. B. durch das Einweichen von Getreideflocken und Körnern sowie durch eine lange Teigführung beim Brotbacken, wie z. B. beim Roggensauerteigbrot, erreicht. Verschiedene Tier- und Humanstudien zeigen, daß die Phytinsäure keinen entscheidenden nachteiligen Einfluß auf die Mineralienresorption hat.

Auszugsmehlprodukte besitzen nur geringe Phytinmengen, aber auch nur geringe Mengen an lebenswichtigen Inhaltsstoffen. Ferner ist der Verzehr von Auszugsmehlprodukten sehr problematisch, da durch den Zusatz an verschiedenen chemischen Backhilfsstoffen pseudoallergische Reaktionen entstehen können. Das deutsche Brot unterliegt keinem Reinheitsgebot, so daß Stoffe wie Cystein, Natrium- und Kaliumsalze der Fettsäuren, Hefewuchsstoffe, Malzextrakte etc. dem Brot zugesetzt werden. Speziell bei Allergikern können geringe Mengen an diesen Zusätzen zu pseudoallergischen Reaktionen führen.

Die EG-Bio-Verordnung schützt die Begriffe Bio und Öko, wobei diese Produkte durch staatliche Kontrollen von der Erzeugung bis zur Verarbeitung untersucht werden. In Vollkornprodukten müssen 90% Vollkornmehl enthalten sein, es dürfen jedoch 10% Auszugsmehle verwendet werden. Einige Vollwertbäcker verarbeiten jedoch 100% Vollwertgetreide.

Hervorzuheben und empfehlenswert sind hier Vollwertgetreideprodukte aus den Schnitzer-Bäckereien; diese Produkte bestehen nur aus den notwendigen Grundzutaten: Getreide, Wasser, Backtriebmittel und Salz, und werden zu 100% aus Zutaten aus kontrolliert ökologischer Landwirtschaft hergestellt; dabei wird das Mehl erst kurz vor der Verarbeitung gemahlen. Zudem können Brote aus dem Naturkostladen oder Reformhaus verzehrt werden; jedoch sollte immer nach den im Brot befindlichen Inhaltsstoffen gefragt werden.

Bei der heutigen Zivilisationskost stellt neben den Hauptallergenen Kuhmilch und Hühnerei zudem der Weizen ein weitverbreitetes Allergen dar.

Der Weizen muß als Fremdeiweiß angesehen werden, da er seit Jahrhunderten am meisten züchterisch manipuliert worden ist. Die Überzüchtung des Weizens bringt neben hohen Ernteerträgen eine Zunahme des Allergiepotentials. Weizen kann sogenannte Primärallergien hervorrufen, wobei das an den Darm geschaltete bzw. darmabhängige, d.h. darmassoziierte* Immunsystem, und speziell die Mastzellen* am Reifungsprozeß behindert werden. In Folge davon birgt der Weizen *die Grundlage für Sekundärallergien auf harmlose Stoffe,* wie z.B. Gurken. Die Erkennungsfähigkeit des darmassoziierten Immunsystems ist nicht mehr gewährleistet, der Körper reagiert überschießend.

Weizen ruft sogenannte echte Allergien hervor, auf deren Basis sich andere Unverträglichkeiten aufbauen können. Da wir den Weizen fast täglich verzehren, wird uns nicht bewußt, daß verschiedene Unverträglichkeiten auf den täglichen Konsum von Weizen – oder aber auch Kuhmilcheiweiß – zurückzuführen sind.

Problematisch ist, daß Weizen in der heutigen Zivilisationskost nahezu in fast allen Produkten vertreten ist. Bei Unverträglichkeiten sollte auf Weizen verzichtet werden und bei vielfältigen Nahrungsmittelunverträglichkeiten aus der Kost entfernt werden.

Besser verträglich sind Roggen oder Dinkel, entweder aus dem Naturkostgeschäft oder als Schnitzer-Brot. Bei anderen Unverträglichkeiten auf Getreide empfiehlt es sich, Getreide zu keimen, da durch den Keimprozeß die großen Eiweißmoleküle zu einzelnen Aminosäuren abgebaut werden (→ bessere Verdaulichkeit).

Die Unverträglichkeit gegen Weizen ist nicht zu verwechseln mit der sogenannten Glutenunverträglichkeit. Gluten ist das in verschiedenen Getreidesorten vorhandene Klebereiweiß (Weizen, Roggen, Grünkern, Hafer, Dinkel und Gerste), wobei Überempfindlichkeiten Verdauungsstörungen unter Beeinträchtigung der Dünndarmfunktion nach sich ziehen (Zöliakie).

Ballaststoffe – lebensnotwendig im Darm

Die Getreideballaststoffe üben positive Wirkungen auf den gesamten Organismus aus: Sie bedeuten eine beachtliche Risikosenkung vieler Zivilisationskrankheiten, wie z.B. Verstopfung, Divertikulose, Hämorrhoiden, Krebs, koronare Herzkrankheiten, Hypercholesterinämie, Diabetes, Karies etc. Die positiven Wirkungen der Ballaststoffe* können sich überwiegend nur im nativen, also unerhitzten Zustand entfalten, da durch den Erhitzungsprozeß bestimmte positive Eigenschaften, wie die Quellfähigkeit oder das Bindungsvermögen für Schadstoffe etc., beeinträchtigt werden.

Durch ihr Wasserbindungsvermögen sowie die Anregung der Sekretion von Stickstoff und Schleimstoffen sorgen die Ballaststoffe für ein verstärktes Wachstum der Darmbakterien. Sie dienen den Darmbakterien als Nährboden, und die Darmbakterien bilden als Stoffwechselprodukte wiederum niedere Fettsäuren und Gärgase; diese Stoffwechselprodukte wirken durch eine pH-Wert*-Erniedrigung und bestimmte Reize vorteilhaft auf die Verdauungsvorgänge ein. Auf diese Weise wird die Darmflora günstig beeinflußt, die Darmschleimhaut positiv gereizt und die Darmbewegung angeregt.

Aufgrund ihrer speziellen Eigenschaften sind Ballaststoffe in der Lage, Schadstoffe und giftige Substanzen im Darm zu binden und somit auszuscheiden. Insgesamt werden Schadstoffe und giftige Stoffe im Stuhl festgehalten und verdünnt; d.h. sie wirken nicht mehr so konzentriert auf die Darmschleimhaut ein und werden schneller ausgeschieden.

Durch die Wirkung der Ballaststoffe werden krebserregende Stoffe schneller entfernt, wodurch das Krebsrisiko vermindert wird.

Speziell für Allergiker ist das Binden und Ausscheiden von Keimen und Giftstoffen durch Ballaststoffe enorm wichtig, um eine Belastung der Darmschleimhäute zu vermindern.

Die *Darmflora* weist 400 – 500 verschiedene Arten von Bakterien auf und besteht aus ca. 10^{14} Keimen. Als Milieu sollten anaerobe also sauerstoff-freie Bedingungen und ein schwach saurer pH-Wert (pH-Wert 5,5 – 6,5) vorherrschen. Die Darmbakterien leben seit Jahrtausenden in einer Koevolution mit dem Menschen zum gegenseitigen Nutzen (Symbiose).

Es gibt gutartige und bösartige Keime, die bestimmte Standorte im Darm besiedeln. Durch ein vernünftiges Milieu werden die krankmachenden Keime unterdrückt und die vorherrschende Flora in ihrem Wachstum bevorteilt. Falls die krankmachenden Keime die Überhand gewinnen, können der Darm und später der ganze Organismus so gestört werden, daß chronische Krankheiten entstehen.

Neben den überwiegend positiven Eigenschaften von Vollwertgetreide kann der schwerverdauliche Eiweißkörper in verschiedenen Getreidesorten bei einzelnen Personen Unverträglichkeiten hervorrufen; d.h., daß die klebereiweißhaltigen Getreidesorten, wie Weizen, Dinkel, Roggen, Hafer, Gerste und Grünkern, für einzelne Neurodermitiker* unverträglich wirken können, wohingegen die kleberfreien Getreide, wie Reis, Mais,

Hirse, Quinoa, Amarant und Buchweizen (Knöterichgewächs), besser vertragen werden.

Eine ausgezeichnete Alternative stellen Getreidekeimlinge dar, da die schwerverdaulichen Eiweißbestandteile durch den Keimprozeß in Aminosäuren abgebaut werden. Gekeimtes Getreide ist generell in seinen Inhaltsstoffen unvergleichbar wertvoller, verdauungsfreundlicher und verträglicher als gemahlenes Getreide.

Infolge der Tatsache, daß Getreide säurebildend wirkt und bei verschiedenen Patienten zur vermehrten Schleimbildung führt, muß der mengenmäßige Verzehr von Getreide bei bestimmten Personengruppen stark eingeschränkt werden, besonders bei Bronchial- und Asthmapatienten.

Generell empfiehlt sich jedoch, Getreide in den Kostplan einzubauen, wobei die Aufnahme pro Tag 150 – 200 g nicht überschreiten sollte. Bei einer höheren Aufnahme wird das Sättigungsgefühl zu hoch und der Anteil an anderer Frischkost zu gering.

Keimlinge als Kraftquelle

Keimlinge aus Getreide, Hülsenfrüchten oder Samen sind ernährungsphysiologisch wertvoller als das Ausgangsprodukt und zudem verdauungsfreundlicher. Die bei der Keimung ablaufende Veränderung (Metamorphose zur Pflanze) bedingt, daß Ab-, Um- und Aufbauvorgänge den Nährwert der Keimlinge beachtlich erhöhen. Die Makronährstoffe – Stärke, Eiweiß und Fette – werden in ihre einzelnen Bestandteile abgebaut, wobei sich der Gehalt an Vitaminen, Mineralien und wichtigen Aminosäuren erhöht.

Keimlinge sind besser verträglich als beispielsweise ungekeimtes Getreide oder ungekeimte Hülsenfrüchte, da die schwer verdaulichen Eiweißbestandteile abgebaut werden.

Während des Keimprozesses werden die Eiweiße bereits in Aminosäuren abgebaut – was gerade für den Allergiker günstig ist. Auch andere Substanzen werden in dieser Zeit bereits abgebaut, so daß diese Arbeit nicht mehr im Magen-Darm-Trakt geleistet werden muß; das ist besonders für Patienten mit Magen-Darm-Problemen vorteilhaft, deren Verdauungsorgane auf diese Weise entlastet werden.

Zudem werden während der Keimung noch zusätzlich Aminosäuren gebildet, durch die die Qualität der Eiweißzusammensetzung steigt; mengenmäßig können somit mehr lebensnotwendige Aminosäuren in den Körper aufgenommen werden.

Auch der Anteil einiger Vitamine, Mineralien und Spurenelemente steigt in dieser Zeit an. Letztendlich stehen dem Körper somit mehr lebenserhaltende Mikronährstoffe* zur Verfügung.

Eine besondere Bedeutung haben hierbei die Vitamine C und B12, die beispielsweise im Getreide sonst nicht vorhanden sind, aber während der Keimung gebildet werden; vor allem hervorzuheben ist hier der Vitamin-B12-Gehalt, da dieses Vitamin in der tiereiweißfreien Ernährung eine kritische Rolle hat; üblicherweise kommt es in ausreichenden Mengen nur in tierischen Produkten vor und befindet sich aber bei Keimlingen möglicherweise in ausreichenden Mengen im Keimling selbst oder an seiner Wurzel.

Ferner werden durch den Keimprozeß gesundheitsschädliche Stoffe abgebaut. Andererseits erhöht sich zwar die Anzahl der Keime bzw. Bakterien im Keimgut, jedoch konnten bislang durch keine wissenschaftliche Untersuchung krankheitserregende Keime nachgewiesen werden.

Besonders im Winter stellen frische Keimlinge eine schmackhafte und abwechslungsreiche Alternative zum weniger reichhaltigen Gemüseangebot dar. Keimlinge können ins Müsli, in Salate, als Beigabe zum Essen oder als Brotauflage verwendet werden. Besonders Kinder und Kleinkinder sollen früh an den Verzehr von Keimlingen gewöhnt werden, ebenso Patienten mit Magen-Darm-Problemen. Falls Kinder die Keimlinge schlecht verzehren, können sie in Brot und Gebäck, in Suppen oder Eintöpfe oder in Bratlinge untergemischt werden.

Eine Menge von 50 – 100 g Keimlinge pro Tag (1 Teetasse voll) ist ausreichend, um den Bedarf an Vitaminen, Mineralien und Aminosäuren optimal zu ergänzen.

Obst und Gemüse

Gemüse weist die höchste Nährstoffdichte an Vitaminen und Mineralien auf. Insbesondere die möglichen kritischen Nährstoffe, wie z. B. Vitamin B2 und Eisen, werden in beachtlichen Mengen geliefert.

Hülsenfrüchte können nur gekeimt oder gekocht verzehrt werden. Sie weisen einen sehr hohen Eiweißgehalt und einen hohen Gehalt an Vitaminen und Mineralien auf. Erhitzt sollen Hülsenfrüchte je nach Verträglichkeit nur 1-2 mal wöchentlich zugeführt werden. Aufgrund ihres hohen Eiweißgehaltes werden sie im Dickdarm von der Darmflora zu Fäulnisprodukten verstoffwechselt, die belastend wirken.

Gemüse und Obst sollen allgemein überwiegend unerhitzt, also in roher Form zugeführt werden, da die wichtigen Inhaltsstoffe, wie Eiweiße, Vitamine, sekundäre Pflanzenstoffe*, Ballaststoffe* und andere möglicherweise lebensnotwendige Stoffe, durch den Erhitzungsprozeß in ihrer Wirkung beeinträchtigt werden.

Sollte Gemüse dennoch gegart werden, so stellt das Dünsten in wenig Wasser die beste Garmethode dar, wobei je nach Verdauungsleistung des einzelnen zur erhitzten Mahlzeit ein hoher Frischkostanteil verzehrt werden sollte.

Zitrusfrüchte: Sinnvoll oder allergen?

Beim Obst muß berücksichtigt werden, daß die Früchte ungespritzt zugeführt werden. Speziell Kinder verlieren ihre unverträglichen Reaktionen auf Zitrusfrüchte, wenn diese aus kontrolliert biologischem Anbau stammen. Zudem spielt die Menge der aufgenommenen Zitrusfrüchte eine entscheidende Rolle. Mit Zitronen angemachte Salate (als Salatdekoration) verursachen in den seltensten Fällen unverträgliche Reaktionen.

Die Säure in den Früchten spielt nur eine untergeordnete Rolle. Obst und Gemüse sind durch ihren hohen Gehalt an Mineralien im Körper basenbildend und fördern somit die Aufrechterhaltung des gesunden Säure-Basen-Gleichgewichtes; zudem fördert die Fruchtsäure im Darm das saure Darmmilieu (siehe Kapitel: Der Säure-Basen-Haushalt).

Bedenkenlos Lauchgewächse?

Bei Gemüsen und Salaten werden generell keine Unverträglichkeiten festgestellt. Vermieden werden müssen jedoch aus Vorsichtsmaßnahmen die Lauchgewächse, d. h. Zwiebeln, Lauch, Knoblauch, zudem grüner Paprika (unreif) und Sellerie. Von uns durchgeführte Untersuchungen zeigen, daß die Lauchgewächse anfangs sehr unverträglich wirken; sie sind sehr aggressiv und können die entzündete Darmschleimhaut belasten. Aus diesem Grund sollten sie vorsichtshalber am Anfang der Kostumstellung gemieden werden; dies gilt in besonderem Maße für Patienten mit Leberfunktionsstörungen (Neurodermitiker*) und Leberkranke.

Sojaprodukte, allergen und überflüssig

Sojaprodukte entstehen durch Kochen und Weiterverarbeitung der Sojabohne (erhitzt, bearbeitet, stark verändert).

In ostasiatischen Kulturen werden fast keine tierischen Produkte verzehrt, so daß die Sojabohne dort einen festen Platz in der Ernährung eingenommen hat.

In unserem Kulturkreis sind Sojaprodukte nicht notwendig. Hier werden zur schnelleren Herstellung Hochleistungskulturen (Enzyme) eingesetzt, damit die Reifungs- bzw. Fermentationsprozesse, die ansonsten Jahre andauern würden, beschleunigt werden (ökonomischer).

Zudem werden einige Sojaprodukte chemisch behandelt, um aus ihnen beispielsweise Würfel, Granulat oder Würstchen herzustellen, die eine fleischlose Alternative darstellen sollen. Solch präparierte Produkte sind in einer möglichst natürlichen Ernährung ganz abzulehnen.

Selbst bei einem Verzicht auf tierische Produkte ist der Verzehr von Sojaprodukten ernährungsphysiologisch vollkommen unnötig. Besonders Kinder, die Kuhmilch nicht vertragen und auf Sojamilch ausweichen, entwickeln nach einiger Zeit oftmals unverträgliche Reaktionen auf Sojaprodukte. Unsere industrielle Sojaherstellung ist problematisch, da sie ein hochchemisches Verfahren darstellt.

Aus der Sojabohne wird beispielsweise durch die Extraktion mit n-Hexan, einem Lösungsmittel und Leichtbenzin, Speiseöl gewonnen; chemische Raffinationsprozesse wie Entschleimen, Entsäuern, Bleichen und Desodorieren sind dem angeschlossen. Somit entsteht als Sojaöl ein chemisch raffiniertes, industrielles Kunstprodukt, welches die Bezeichnung *„Lebensmittel"* nicht mehr verdient.

Der bei der Sojaölherstellung zurückbleibende Eiweißanteil dient zur Herstellung sogenannter TVP-Produkte, bei denen aus dem Sojaeiweiß mittels Spinnverfahren und dem Einsatz von Laugen und ätzenden Säuren fleischähnliche Produkte hergestellt werden. Das entstandene „texturated vegetable protein" (TVP) als Endprodukt wird dann zu Sojawürstchen, Sojawürfeln, Sojagranulat oder Sojasteaks weiterverarbeitet. Diese qualitativ minderwertigen Nahrungsmittel haben in einer vollwertigen Ernährung nichts zu suchen.

In der Gemeinschaftsverpflegung, der Gastronomie, im Fast-Food-Geschäft sowie in Fertiggerichten werden Soja-Imitate vielseitig verwendet. Da Milchfett und Milcheiweiß durch Sojaeiweiß ganz oder teilweise ersetzt werden können, können Joghurts, Sahne oder Käsesorten hergestellt werden, die keine Milchkomponenten mehr enthalten; Sojaeiweiß ist in der Nahrungsmittelindustrie beliebig einsetzbar. So gibt es beispielsweise auch Tofu als isoliertes Sojaeiweiß, das mit Wasser vermischt und 2 Stunden im Cutter gerührt zu Tofu verarbeitet wird.

Damit selbst „kostbare" Fleisch- und Fischabfälle noch verwertet werden können und nicht als eigentlicher Abfall enden müssen, werden diese gewinnbringend und umsatzsteigernd z. B. ebenfalls mit Sojaeiweiß vermischt, und es entsteht – unter Mithilfe von Geschmacksverstärkern, Aroma-, Farb- u. a. Stoffen – ein neues, „schmackhaftes", aber dafür cholesterinarmes Fertigprodukt; der Phantasie und Kreativität sind hier, wie auch in anderen Zweigen der „Lebens"mittelindustrie, keine Grenzen gesetzt.

Anders hingegen ist die traditionelle Sojaherstellung in den ostasiatischen Ländern, in denen eine Sojakultur vorherrscht. Dort werden durch *jahrelange*

Fermentationsprozesse* Sojaprodukte hergestellt, wobei die verschiedenen Produkte wie Miso, Shoyu, Tempeh oder Tamari in Holzfässern heranreifen. In unserer industrialisierten Welt sind aus wirtschaftlichen Gründen jahrelange Fermentationsprozesse nicht möglich, so daß diese Produkte durch Säurehydrolyse und mit Hochleistungsenzymen in wenigen Tagen hergestellt werden.

Sojamilch wird durch Zentrifugieren aus der Sojabohne hergestellt. Versetzt man die Sojamilch mit Nigari, einem Gerinnungsmittel, so entsteht Tofu. Tofu ist ein reines Eiweißkonzentrat, das mit vielen Zusatzstoffen versehen wird, um Geschmack zu bekommen. Die hohen Eiweißmengen der Sojamilch und des Tofus werden leicht zum Problem für den Allergiker, der mit Unverträglichkeiten reagieren kann.

Die Sojaprodukte aus dem Naturkostladen und Reformhaus sind von höherer Qualität und mit der industriellen Sojaverarbeitung sicherlich nicht zu vergleichen. Sie kommen aus biologischem Anbau, weisen schonendere Herstellungsverfahren auf und können, wenn keine unverträglichen Reaktionen bekannt sind, 1mal wöchentlich verzehrt werden. Besser ist jedoch, gänzlich auf sie zu verzichten.

Sojaprodukte sind:

- *Eiweißkonzentrate*
- *meist sehr allergen*
- *ökologisch problematisch*
- *ernährungsphysiologisch nicht notwendig*

und deshalb abzulehnen.

Sojaöl und Sojakeimlinge aus dem Naturkostgeschäft können in den Speiseplan aufgenommen werden.

Milchsaures Gemüse oder: Sauer macht lustig !

Die Herstellung von milchsaurem Gemüse ist eine optimale Konservierungsmethode, da keine wichtigen Inhaltsstoffe zerstört werden, wie das beispielsweise beim Pasteurisieren (kurzzeitiges Erhitzen auf ca. 75°C) oder Konservieren (erhitzen auf über 130°C) der Fall ist (Herstellung von milchsauren Gemüsen: siehe nächstes Kapitel). Bei der ablaufenden Milchsäuregärung werden leicht verwertbare Kohlenhydrate (Milchzucker) zu Milchsäuren abgebaut, d. h. das Gemüse ist milchsauer vergoren worden. Die entstandene Milchsäure hat keine Ähnlichkeit oder Verwandtschaft mit der Kuhmilch. Die Milchsäure liegt im milchsauren Gemüse als Gemisch / Razemat vor, als sog. linksdrehende L-(+)-Milchsäure und rechtsdrehende D-(–)-Milchsäure.

Im menschlichen Stoffwechsel wird fast ausschließlich L-(+)-Milchsäure gebildet, die auch als physiologische Milchsäure bezeichnet wird.

Der Linksmilchsäure werden positive Eigenschaften im Organismus zugeschrieben: Aufrechterhaltung und Unterstützung eines sauren Darmmilieus, Stimulierung des darmassoziierten Immunsystems*, Infektionsschutz, Schutz vor Darmträgheit und Verstopfung sowie Hemmung der Tumorentstehung. Die positive, milieuverändernde Wirkung im Darm ist neben der Zufuhr von Milchsäure auch auf die Wirkung von Milchsäurebakterien zurückzuführen, die in der vergorenen Kost enthalten sind (Laktobazillen, Bifidusbakterien); auch wirkt sich ein Brottrunk günstig auf das Darmmilieu aus.

Milchsaures Gemüse ist reichhaltig an Vitaminen und Mineralstoffen, besonders an Vitamin C. Die Tätigkeit der Bakterien bedingt eine Vitamin-B12-Produktion, die im Rahmen einer tiereiweißfreien Ernährung wichtig ist. Zudem werden wichtige Ballaststoffe und andere sekundäre Pflanzenstoffe geliefert.

Sekundäre Pflanzenstoffe besitzen vielfältige, günstige Wirkungen, wie z. B. antimikrobielle*, antikarzinogene*, immunologische sowie aromabildende Wirkungen. Diese Stoffe müßten alle als essentiell, d. h. lebensnotwendig, deklariert werden.

Milchsaure Gemüse oder milchsauer vergorene Säfte können täglich in den Kostplan eingebaut werden und erweitern den Speiseplan, wobei nicht nur Weißkohl, sondern auch andere Gemüsesorten eingelegt werden können (Möhren, Blumenkohl, Spargel, Oliven, Paprika, Rote Beete, Wirsing, junge Erbsen, etc.).

Speziell für Allergiker sind milchsaure Produkte für den Aufbau und die Erhaltung einer gesunden Darmflora enorm wichtig. Im Rahmen einer Darmsymbioselenkung* kann demnach täglich milchsaures Gemüse verzehrt werden. Auch während einer gezielten Pilzbehandlung stellen milchsaure Produkte eine milieuverändernde, unterstützende Maßnahme dar (Gemüse, milchsauer vergorene Säfte).

Für Patienten mit Magen-Darm-Problemen sowie Allergiker stellen milchsaure Gemüse ein optimales Regulativ dar, um neben der herkömmlichen Behandlung das Magen-Darm-Milieu in den sauren Bereich hin zu verschieben.

Erfahrungen zeigen, daß Allergiker milchsaures Gemüse sehr gut vertragen.

Wie milchsauer eingelegt wird

<u>Grundrezept für ein 1-Liter-Glas:</u>
10 g Meersalz; 600 – 800 g Gemüse, je nach Sorte; 300 – 500 ml abgekochtes Wasser; Gewürze nach Geschmack

So wird's gemacht:

1. Gemüse in verzehrsgerechte Stücke schneiden oder raspeln.
2. Gemüse in einer Schüssel stampfen oder drücken, mit Ausnahme von Bohnen, Gurken, Pilzen und Tomaten.
3. Gemüse abwechselnd mit den Gewürzen in das Glas schichten und kräftig andrücken: das Glas sollte nur zu vier Fünftel gefüllt sein.
4. Wasser abkochen und erkalten lassen. Salz darin auflösen und über das Gemüse geben. Es sollte 1 – 2 cm über dem Gemüse stehen.
5. Falls vorhanden, Holzbrettchen und Beschwerungsstein auflegen; Glas fest verschließen.
6. 5 – 7 Tage an einem warmen Ort stehen lassen (20°C); danach an einem kühleren Ort 2 Wochen weiter gären lassen (15°C). Glas dabei ins Dunkle stellen oder abdecken.
7. Glas nach ca. 3 Wochen Gesamtgärzeit noch kühler stellen (0 – 10°C): Nach ca. 6 Wochen ist das Sauergemüse fertig. Kühl lagern.
   (Entnommen aus UGB-Forum, 4/1992, 9. Jahrgang; Fachzeitschrift für Gesundheitstraining)

Nüsse und Samen

Leinsamen, Sesamsamen und Sonnenblumenkerne sind unverzichtbare Bestandteile einer vollwertigen Ernährung, da sie ungesättigte Fettsäuren, essentielle Aminosäuren sowie Eisen und Kalzium in hohen Konzentrationen enthalten.

	Kalzium	**Magnesium**	**Eisen**
Sesamsamen	785	345	10,0
Mandeln	250	170	4,1
Sonnenblumenkerne	100	420	6,3
Kuhmilch; Joghurt	120	12	0,1
Ei	50	11	1,8
Hering	25	15	1,1
Fleisch	10	25	2,5
Petersilie	145	25	3,3
Grünkohl	110	16	1,0
Bohnen, weiß	105	130	6,0
Spinat	105	50	3,5
Fenchelknolle	100	45	2,5
Sauerkraut	50	14	0,6
Kohlrabi	45	35	0,6
Erdbeeren	25	15	0,9
Himbeeren	40	30	1,0
Johannisbeeren	45	17	1,3
Weizenvollkornbrot	95	92	2,0
Roggenvollkornbrot	45	35	3,3

Tab. 4: Kalzium-, Magnesium- und Eisengehalt verschiedener Lebensmittel (in mg je 100 g Lebensmittel) (DGE, Kleine Nährwert-Tabelle, 1989)

Sesam hat mehr als 6mal soviel Kalzium wie die Kuhmilch, so daß er unter anderem in einer tiereiweißfreien Kost unverzichtbar ist; ferner besitzt er im Vergleich zur Milch wesentlich mehr Magnesium, das für die Kalziumaufnahme notwendig ist, und bietet als Sesammus zudem einen ausgezeichneten Eisen- und Eiweißspender.

Die Aminosäure Lysin, die im Getreide in unzureichender Menge enthalten ist, kann durch Sesam und Sonnenblumenkerne aufgewertet werden, so daß das Getreideeiweiß besser ausgenutzt bzw. im Körper in höheren Mengen verwertet werden kann.

Nüsse besitzen einen hohen Anteil an mehrfach ungesättigten Fettsäuren, wie z. B. die essentielle Linolsäure, und wichtige Mineralien. Jedoch müssen Nüsse wie Hasel-, Pekan-, Para- und Erdnüsse aus Vorsichtsmaßnahmen gemieden werden, da sie häufig Unverträglichkeiten hervorrufen.

Bei der Verträglichkeit von Nüssen ist allgemein das Kauverhalten mitentscheidend sowie der mengenmäßige Verzehr dieser Nüsse. Geringe Mengen – ausreichend eingespeichelt und gut gekaut - sind leichter verträglich, da die Eiweißstrukturen bereits in Aminosäuren aufgespalten werden. Die Erfahrungen zeigen, daß nach einer längeren Phase des Weglassens, die ca. 1 Jahr andauern kann, diese Nüsse langsam wieder in den Kostplan eingebaut werden können und vertragen werden.

Eine Alternative stellen Kokosnüsse und Süßmandeln dar. Mandeln weisen einen hohen Gehalt an mehrfach ungesättigten Fettsäuren, Ballaststoffen*, Mineralstoffen und essentiellen Aminosäuren auf.

In der Säuglings- und Kleinkindernährung stellen Mandeln eine optimale Alternative zur Kuhmilch und einen gesunden, hochwertigen Ersatz dar.

Die verschiedenen Nüsse und Samen können auch sehr gut als Nußmus verzehrt werden, was von verschiedenen Naturkostverarbeitern in hoher Qualität angeboten wird. Hervorzuheben sind Sesam- und Mandelmus, insbesondere in der Säuglings- und Kleinkindernährung (Mandelmilch). Sie enthalten neben einem hohen Gehalt an Eisen und Kalzium zudem alle essentiellen Aminosäuren, und kombiniert mit Obst und/oder Getreide bieten sie zudem eine qualitativ günstige Aminosäurekombination.

Verschiedenen wissenschaftlichen Stellungnahmen nach ist die Mandelmilch nicht für die Säuglings- und Kleinkindernährung geeignet; dies entspricht jedoch nicht den theoretischen Fakten und auch nicht unseren Erfahrungen, die zeigen, daß eine Mandelmilchmenge von 250 – 500 ml/Tag bei der veganen* Ernährung für die Bedarfsdeckung ausreicht. Falls Probleme in der Säuglings- und Kleinkinderernährung entstehen, liegt dies im unzureichenden Eßverhalten der Kinder. Oftmals verweigern die Kinder die Nahrung und setzen dies als Druckmittel ein; hier liegen die Probleme auf der psychischen Ebene, oftmals hervorgerufen durch ein Spannungsverhältnis zwischen dem Kind und seiner Bezugsperson (in den meisten Fällen die Mutter).

Gewürze

Bei allergischen Erkrankungen sind speziell scharfe Gewürze problematisch, während milde Gewürzsorten im allgemeinen gut vertragen werden.

Gewürze mit einem hohen Anteil an ätherischen Ölen, Duft- und Würzstoffen sowie Senföle rufen unterschwellige Reaktionen sowie oftmals unspezifische Symptome hervor. Aus diesem Grund sollen scharfe Gewürze wie Senf, Paprika, Knoblauch, Curry, Anis, Pfeffer, Chili und auch Hefe (Backtriebmittel) gemieden werden.

Hefe ist sehr histaminhaltig* und kann pseudoallergische Reaktionen unterhalten. Speziell bei einer zu hohen Histaminzufuhr mit der Nahrung können bestimmte Körperzellen zu einer vermehrten Histaminausschüttung neigen. Der Körper gerät infolge von hohen Histaminaufnahmen aus seiner biochemischen Balance und setzt als Ausgleich Histamin frei; die Folge sind Rötung, Schwellung oder Juckreiz. Aus diesem Grund sollte auch auf Gemüsebrühen verzichtet werden, da sie Hefen und zudem Lauchgewächse enthalten.

Als Gewürze sollen frische Kräuter, Wildkräuter und getrocknete Kräuter verwendet werden.

Salz soll als jodiertes Meersalz zugeführt werden, wobei jedoch der Salzgehalt in den Lebensmitteln ausreichend ist, d. h., daß normalerweise keine ernährungsphysiologische Notwendigkeit besteht, zusätzlich isoliertes Salz zu verwenden bzw. aufzunehmen.

Fette und Öle

Pflanzliche Fette, die als Öle kaltgepreßt und unraffiniert zugeführt werden (nativ*), enthalten einen hohen Anteil an mehrfach ungesättigten Fettsäuren. Der P/S-Quotient gibt das Verhältnis von mehrfach ungesättigten Fettsäuren (P) zu gesättigten Fettsäuren (S) in einem Produkt wieder, und ist ein Maß für die Qualität eines Öls. Ein Wert höher als 1 weist auf einen hohen Anteil an essentiellen, d. h. lebensnotwendigen Fettsäuren hin, ein Wert kleiner als 1 auf einen höheren Anteil an gesättigten Fettsäuren.

Der P/S-Quotient ist bei den *pflanzlichen* Fetten größer 1 (Ausnahme: Olivenöl, Palmöl, Kokosöl) und bei tierischen Fetten kleiner 1 (Ausnahme: Fischöl).

Eine überhöhte Aufnahme an gesättigten Fettsäuren, die heutzutage durch den hohen Konsum an tierischen Produkten gegeben ist, steht in direktem Zusammenhang mit verschiedenen Zivilisationskrankheiten, wie beispielsweise der Arteriosklerose, die die Todesursache Nummer 1 in Deutschland ist. Ferner wirken gesättigte Fettsäuren ungünstig auf das Immunsystem ein und schwächen somit die Abwehrbereitschaft.

Native, kaltgepreßte, pflanzliche Öle liefern neben den vielen, lebensnotwendigen, ungesättigten Fettsäuren zudem fettlösliche Vitamine, wie die Vitamine A, E, D und ß-Carotin sowie die essentielle, mehrfach ungesättigte Fettsäure Linolsäure. Wie wichtig die Antioxidantien*[8], ß-Carotin und Vitamin E für die Immunabwehr sind, wird später ausführlicher dargestellt.

Beim Erhitzen dürfen die wertvollen kaltgepreßten Öle bzw. Fette nicht über den Rauchpunkt erwärmt werden (Rauchbildung, qualmen, dampfen). Am besten eignet sich Olivenöl, das bis ca. 150°C erwärmt werden kann. Bei höheren Temperaturen muß auf Palmkern- oder Kokosfett zurückgegriffen werden. Mit diesen Fetten werden zwar keine ernährungsphysiologisch hochwertigen Fette zugeführt, es entstehen jedoch auch keine krebserregenden Peroxide oder Acroleine durch den Erhitzungsprozeß, da sie einen geringen Gehalt an mehrfach ungesättigten Fettsäuren aufweisen.

Herkömmliche Speiseöle und Margarinen müssen aufgrund ihrer chemischen Herstellungsverfahren als geschmackslose, fast unbegrenzt haltbare, ernährungsphysiologisch minderwertige und gesundheitlich bedenkliche Kunstprodukte gemieden werden. Verwendet werden sollen Sauerrahmbutter, native Öle, Kokos- oder Palmkernfett, und wenn Butter nicht verzehrt werden kann, unraffinierte Margarinen (nicht umgeestert, ohne gehärtete Fette).

Generell sollten jedoch die hochwertigen, kaltgepreßten Öle als eine Delikatesse angesehen werden und überwiegend bei den kalten küchentechnischen Verfahren eingesetzt werden, für Salatsaucen, Dips etc.

Exkurs: Speiseöle und Margarinen als industrielle Kunstprodukte

Der Begriff kaltgepreßt besagt, daß beim Preßvorgang keine Hitze zugeführt wird, aber er läßt keine Aussage darüber zu, ob die Öle chemisch raffiniert werden. Deshalb ist es sicherer,

---

[8] _Antioxidantien:_ Stoffe oder Verbindungen, die die Oxidation von anderen Stoffen hemmen, wie z. B. von den ungesättigten Fettsäuren in Lebensmitteln und im Körper, so daß keine schädlichen und z. T. krebserregenden Oxidationsprodukte entstehen; natürliche Antioxidantien sind z. B. die Vitamine C und E.

von „nativen“, d. h. naturbelassenen Ölen zu sprechen, die auf keinen Fall mit Temperaturen von über 40 – 75° C behandelt worden sind und die keine Raffinationsprozesse durchlaufen haben. Diese Öle werden von verschiedenen Naturkostverarbeitern in Naturkostläden und Reformhäusern angeboten.

Die konventionelle technologische Ölherstellung umfaßt folgende Schritte:

<u>Pressung:</u> Bei der Kaltpressung werden die Ölsaaten in einer Wärmepfanne auf etwa 45°C erwärmt, bei der Heißpressung mit Wasserdampf auf etwa 110°C, um höhere Ausbeuten zu erzielen.

<u>Zentrifugation:</u> Olivenöl wird überwiegend zentrifugiert, d. h. die Ölfrüchte werden unter Zugabe von Salz und Wasser zerkleinert und geknetet. Der milde Brei wird nochmals mit Wasser ausgewaschen und anschließend erneut zentrifugiert. Somit entsteht ein relativ mildes Olivenöl.

<u>Extraktion:</u> Durch die Extraktion erfolgt eine Entfettung der Ölfrüchte, wobei als Lösungsmittel Leichtbenzin oder Hexan eingesetzt werden. Durch die Auslaugung sind die Rückstände mit Benzingeruch für den menschlichen Verzehr nicht mehr geeignet und müssen deshalb einem Raffinationsverfahren unterzogen werden. Durch diesen Prozeß werden alle Lösungsmittelreste wieder entfernt.

<u>Raffination:</u> Durch die Raffination sollen alle restlichen Bestandteile aus dem Öl entfernt werden. Nicht nur die Leichtbenzine werden aus dem Öl wieder entfernt, sondern auch alle anderen wichtigen Begleitstoffe, wie z. B. Lecithin, Enzyme, Antioxidantien*, Vitamine und Aromastoffe.

<u>Entlezithinierung:</u> Lezithin verursacht bei der Lagerung Nachtrübungen und wird deshalb entfernt. Die Kosmetik-, Pharma- und Lebensmittelindustrie verwendet Lezithin als Emulgator.

<u>Entschleimung:</u> Die vorhandenen Phosphatide, Mineralstoffe, Kohlenhydrate, Wachse und Eiweißstoffe sind störend, da sie beispielsweise Härtungskatalysatoren bei der Margarineherstellung unbrauchbar machen. Das Öl wird mit Phosphorsäure erhitzt, verrührt und die Reststoffe entfernt.

<u>Entsäuerung:</u> Übelriechende Geschmackstoffe, wie freie Fettsäuren, können bei unsachgemäßer Lagerung oder bei längeren Transportwegen entstehen. Diese Säuren werden durch Natronlauge neutralisiert. Chemisch betrachtet entstehen durch die Reaktion von Säuren mit Laugen Seifen. Zudem werden auch erwünschte Antioxidantien entfernt.

<u>Bleichung:</u> Durch die Bleichung werden klare, farblose Öle hergestellt; dabei wird das Fett mit Bleicherde oder Aktivkohle verrührt und filtriert. Unter

anderem werden besonders die Carotin-Vitamine entfernt.

Desodorierung: Die übelriechenden Zersetzungsprodukte, die durch die bisherige Behandlung wieder entstanden sind, müssen entfernt werden. Das Öl wird unter Vakuum bei ca. 200°C wasserdampfdestilliert, wobei zudem wichtige Vitamine zerstört werden.

Das nun entstandene Produkt ist ernährungsphysiologisch vergleichbar mit dem Industriezucker. Es besteht aus reinen Fettmolekülen, ist ein Isolat, ein Kunstprodukt und ernährungsphysiologisch minderwertig.

Aus den minderwertigen Industrieölen werden Margarinen hergestellt, wobei das Öl wieder gehärtet und somit streichfähig gemacht werden muß.

Den Margarinen werden Magermilchpulver und die bei der Ölherstellung verlorengegangenen Vitamine künstlich zugesetzt. Beim Dehydrierungsprozeß (Anlagerung von Wasserstoff an die Doppelbindungen der ungesättigten Fettsäuren, um das Öl zu härten und somit streichfähig zu machen) entstehen *gehärtete Fette*, zudem *gesundheitsschädliche Verbindungen,* sogenannte Trans-Fettsäuren bis zu 60%, und andere unerwünschte Verbindungen. Diese Verbindungen kommen natürlicherweise in der Natur nicht vor, und der Körper muß sich vor diesen unbekannten, möglicherweise problematischen Verbindungen schützen: Aus Tierversuchen mit vollständig gehärteten Fetten ist bekannt, daß Schädigungen der Herzmuskulatur auftreten. In verschiedenen Staaten existiert eine Korrelation zwischen dem gehäuften Auftreten von Morbus Crohn*[9] und einem erhöhten Margarineverzehr. Dieser Zusammenhang wird in den letzten Jahren zunehmend bestätigt, scheint bis dato jedoch nicht endgültig bewiesen zu sein.

Die Möglichkeit, daß Zäpfchen, die gehärtete Fette enthalten, für den Crohn mitverantwortlich sein können, wird ebenfalls in Betracht gezogen.

Am Beispiel der künstlichen Margarine-Herstellung läßt sich sehr schön zeigen, daß chemische Raffinationsprozesse, wie z. B. Pressung, Extraktion, Raffination und Härtung, ernährungsphysiologisch vollkommen unnötig und gesundheitlich bedenklich sind.

Ein Expertengremium der Fettwissenschaft (Deutsche Forschungsgesellschaft) führt aus, daß die ernährungsphysiologisch ungünstigen, gehärteten Fette ihre ungünstigen Wirkungen verlieren, wenn sie zusammen mit ungesättigten Fettsäuren aufgenommen werden. Aus diesem Grund werden in

[9] *Morbus Crohn:* (Morbus = Krankheit); chronische, entzündliche Erkrankung des Darmes; begünstigende Faktoren: Hoher Zucker-, Weißmehlkonsum, geringe Ballaststoffaufnahme, eventueller hoher Margarineverzehr.

der Praxis Mischungen verwendet und vollständig hydrierte Öle werden nicht alleine auf dem Markt angeboten.

Doch warum muß ein technisch „hochveredeltes" und energetisch sowie chemisch sehr aufwendig hergestelltes Produkt, das zudem gesundheitlich bedenklich zu sein scheint, auf den Markt gebracht werden, wenn man mit kaltgepreßten Ölen und der Sauerrahm-Landbutter hervorragende Alternativen besitzt?

Die gute Butter

Butter ist ein Naturprodukt und enthält die fettlöslichen Vitamine A und E sowie gesättigte und ungesättigte Fettsäuren. Sie muß der heute industriell hergestellten Margarine vorgezogen werden. Besonders Sauerrahmbutter wird bei allergischen Erkrankungen sehr gut vertragen. Butter besteht überwiegend aus tierischem Fett, der Gehalt an Eiweiß in der Butter ist kleiner als 1% und kann somit im überwiegenden Teil der Fälle vernachlässigt werden.

Das Lebensmittelrecht unterscheidet 4 Bezeichnungen:

Markenbutter
Molkereibutter
Kochbutter
Landbutter

Markenbutter ist von den drei erstgenannten die beste, da sie in den Werten Geschmack, Aussehen und Konsistenz am besten abschneidet; sie darf nicht mit Molkesahne hergestellt werden und ist am frischesten. Hingegen schneidet *Kochbutter* am schlechtesten ab.

Landbutter wird nicht in der Molkerei hergestellt, sondern in landwirtschaftlichen Betrieben. Landbutter ist fast ausschließlich Sauerrahmbutter und ist im Gegensatz zu den drei anderen keinem Hocherhitzungsverfahren unterworfen worden.

Sauerrahmbutter ist die „vollwertige" Butter, die jedoch zunehmend von der Süßrahmbutter verdrängt wird; die *Süßrahmbutter* erlaubt eine schnellere Herstellung, wobei aus finanziellen Gründen auf den Säuerungsprozeß verzichtet und nur süßer Rahm verarbeitet wird. Bei der Sauerrahmbutter hingegen wird der Rahm mit Bakterien beimpft, die die Butter säuern und das typische Aroma ausbilden. Jedoch kann diese Butter auch durch die Warmsäuerung bei Temperaturen von 20°C gesäuert werden, was schneller geht, so daß der typische Geschmack verlorengeht. Dem vorzuziehen ist Sauerrahmbutter, die unter Anwendung der Kaltsäuerung bei Temperaturen von ca. 12°C hergestellt wird. Falls Sauerrahmbutter nicht erhältlich ist, sollte möglichst keine Margarine, sondern dann Süßrahmbutter verwendet werden.

Zucker: Das allgegenwärtige „weiße Gift“ – ein allergenes Kunstprodukt

Isolierter Zucker und daraus hergestellte Produkte sind für Allergiker zu meiden. Die isolierten Präparate sind leere Energieträger und liefern zum größten Teil keine Vitamine, Mineralien, Ballaststoffe, Eiweiße und hochwertigen Fette, sondern nur sog. leere Kalorien („Dickmacher“). Ein *Lebensmittel* soll jedoch von allen möglichen Inhaltsstoffen mindestens einige in mengenmäßig unterschiedlichen Anteilen enthalten. Zucker ist hingegen ein isoliertes Präparat, gleichzusetzen mit dem ernährungsphysiologisch ebenso minderwertigem Industriespeiseöl.

Zucker

Der meist verwendete Haushaltszucker wird chemisch als Saccharose bezeichnet; er besteht aus 2 Molekülen bzw. Einheiten, der Glukose (Traubenzucker) und der Fruktose* (Fruchtzucker), und er kann sowohl aus Zuckerrüben als auch aus Zuckerrohr gewonnen werden. Der haushaltsübliche Fabrikzucker ist ein Konzentrat, das zu 99,9% aus einer durchweg hochisolierten Substanz besteht. Bisher hat es der Mensch evolutiv nicht geschafft, sein Verdauungssystem und seinen Stoffwechsel in der relativ kurzen Zeit von etwa 100 Jahren an diese Substanz zu gewöhnen. Kein anderer Stoff hat in einer so kurzen Zeit einen so hohen Verbrauchsanstieg erfahren wie der chemisch raffinierte Haushaltszucker. Der durchschnittliche Verbrauch der Deutschen beträgt ca. 40 kg Zucker pro Jahr, wodurch der Verzehr von Vollwertprodukten dem „süßen Gift“ weichen mußte; der Konsum von gesunden, komplexen, stärkehaltigen Lebensmitteln ist stark zurückgegangen.

Die schädlichen Auswirkungen des Zuckers machen sich im ganzen Körper bemerkbar. Das Auftreten der verschiedenen ernährungsbedingten Zivilisationskrankheiten ist – neben anderen Faktoren – auf den erhöhten Konsum von Industriezucker zurückzuführen!

Problematisch ist jedoch nicht der alleinige Verzehr des selbst verwendeten Zuckers, sondern die hinzukommende Aufnahme des versteckten, in gekauften Lebensmitteln enthaltenen Zuckers; ca. 75% des aufgenommenen Zuckers sind in den Produkten bereits enthalten, die die Supermarktregale füllen. Durchschnittlich verzehren wir mehr als 120 g Zucker pro Tag.

Zucker ist das mit Sicherheit am langsamsten wirkende krankmachende Produkt, das wir industriell herstellen und täglich konsumieren. Fatal bzw. ein Handicap ist dabei, daß sich die Auswirkungen dieser Droge unter Umständen und häufig erst nach ca. 20 Jahren zeigen. Dr. M. O. Bruker hat vielfach öffentlich darauf hingewiesen, welche schädlichen Auswirkungen der Zuckerverzehr hat, und er spricht vom „Gesetz der zwanzig Jahre“: Die entstehenden Krankheiten wie Nieren- und Gallensteine, Arteriosklerose, Altersdiabetes, Darmdysbiose*, Übersäuerung, Allergien und Krebs treten erst nach dieser langen Zeit auf.

Bemerkenswert, aber nicht erstaunlich ist die Tatsache, daß diese Krankheiten, die bisher in der Regel Personen ab dem 50. Lebensjahr bekommen haben, mittlerweile schon bei 35jährigen gehäuft und zunehmend festzustellen sind. Infolge einer jahrzehntelangen Fehlernährung und durch die Vererbung der verschiedenen Stoffwechselstörungen werden immer mehr jüngere Menschen betroffen werden; der Körper benötigt dann keine 20 Jahre mehr, um zu erkranken.

Zucker und Darmflora

Für Allergiker ist Zucker sehr problematisch, da direkte nachteilige Auswirkungen auf das Immunsystem zu erwarten sind. Ferner begünstigt Zucker im Darm das Wachstum von krankmachenden Pilzen, da er ihnen als Nährboden dient. Die Pilze, wie beispielsweise Candida Albicans, produzieren dann wiederum aufgrund des Zuckers „giftige“ Stoffe und Entzündungsvermittler (Mediatoren), wie z. B. Histamin, die die Unverträglichkeitsreaktionen unterhalten.

Die produzierten Substanzen greifen bei länger andauernder Produktion die Darmschleimhaut an und machen diese für Stoffe durchlässig, die bis dato nicht die Darmschleimhaut passieren konnten. Somit können unvollständig verdaute Nahrungsbestandteile in den Körper gelangen, wie z. B. native* Eiweiße, die dann Unverträglichkeiten hervorrufen. Zudem gelangen die Substanzen durch die Blutbahn in die Leber; wenn die Entgiftungsfunktion der Leber überlastet ist, gelangen sie ins Gewebe.

Mit biologischen Testverfahren, Methoden zur Erfassung der verschiedenen Energieflüsse im Körper, kann ausgetestet werden, welche Nahrungsmittelunverträglichkeiten bei einem Allergiker bestehen; dabei zeigt sich, daß der weiße Zucker immer Unverträglichkeiten hervorruft. Im Grunde besagt der Test, daß Zucker das Energiesystem des Menschen erheblich beeinträchtigt und ihm langfristig Schaden zufügt.

Bedenkt man, daß zur Verstoffwechslung von Zucker ausreichende Mengen an Vitaminen und Mineralien notwendig sind, die aber bei der Aufnahme von Haushaltszucker nicht mitgeliefert werden, so sind die negativen energieverbrauchenden Prozesse leicht erklärbar. Zucker ist demnach *kein* Energiespender, sondern ein *„Energieräuber“, er raubt Lebenskraft und Gesundheit.*

Zucker sollte möglichst ganz aus der Nahrung gestrichen werden; zudem müßte die Zucker-Werbung verboten werden. Durch die vielfältige Werbung wird Kindern (und Erwachsenen) ständig suggeriert, Zucker sei eine gesunde Energiequelle und lebensnotwendig für den Körper. Diese Aussage der Zucker- und Süßwarenindustrie verunsichert die Eltern und führt zu einem steigenden Zuckerkonsum und somit langfristig zu vielfältigen Krankheiten.

Richtig ist, daß „Zucker“ im Körper sowohl die Funktion eines Energielieferanten für Gehirn, Nervenzellen und Stoffwechsel darstellt; dieser physiologische „Zuckerbedarf“ soll jedoch aus natürlichem Zucker gedeckt werden: aus Obst, Gemüse und Getreide sowie Honig. Stärkereiche Lebensmittel, wie beispielsweise Kartoffeln oder Getreide, sind ausgezeichnete Energielieferanten; ihre aus Zucker aufgebauten Stärkemoleküle werden im Verdauungstrakt langsam und an richtiger Stelle wieder zu Zucker bzw. Glukose abgebaut, gelangen nur langsam ins Blut und können dann in den Zellen der Energiegewinnung dienen.

Der natürliche Zucker in Lebensmitteln ist der gesündeste Zucker, wohingegen der chemisch raffinierte Zucker überflüssig und schädlich ist.

Erschreckend sind, wie bereits erwähnt, die Verbrauchertäuschungen der Zuckerlobby; selbst wenn auf Produkten das Etikett „ohne Zuckerzusatz“ zu finden ist, so ist nur der Zusatz von Haushaltszucker gemeint. Jeder andere, chemisch raffinierte Zucker kann dem Produkt zugesetzt sein, so daß in verschiedenen Produkten noch ein Zuckergehalt von bis zu 15% vorhanden ist; hier werden vor allem Zuckeralkohole oder Zuckersirup aus Früchten eingesetzt.

Besonders bei angeblicher „Kindernahrung“ schrecken die Hersteller nicht zurück: Kinderjoghurts, Kindermilchschnitten, Vitamin-Bonbons und verschiedene Kindertees etc. sind stark zuckerhaltig; Zitat der Bundesrichter über Zucker: „nicht zu vernachlässigendes Gefährdungspotential“. Ebenso bestehen die in Supermärkten angebotenen Fruchtmüslis oder „Vollkornriegel“ zu ca. 30% aus Zucker.

Um den Absatz trotz kritischer Konsumenten zu steigern, werden auf den Etiketten verschiedene chemische Bezeichnungen für das legale „weiße Gift“ angegeben – sprich Zucker –, das die Konsumenten eigentlich meiden wollten; dann erscheinen auf der Zutatenliste des Produktes statt der Bezeichnung „Zucker“ eben Namen wie Glukose, Traubenzucker oder Dextrose, die alle identisch sind.

Die Suche nach geeigneten Alternativen ist schwierig, da Zuckerkonzentrate, wie beispielsweise Ahornsirup, Rübensirup, Apfeldicksaft, Melasse, Vollrohrzucker und brauner Zucker ebenfalls keine geeigneten Alternativen darstellen, ebenso wie Süßstoffe und Zuckeraustauschstoffe, die zudem zum Teil zu Nebenwirkungen führen und gesundheitsgefährdend sind.

Echte Alternativen können nur Kohlenhydrate im natürlichen Nährstoffverbund darstellen, wie dies bei frischem Obst, Trockenfrüchten (in geringen Mengen) und Honig der Fall ist.

Im folgenden werden kurz die Herstellungsverfahren der verschiedenen Süßungsmittel sowie der chemisch raffinierten Zuckerarten aufgezeigt; dabei wird auf den Grad der Naturbelassenheit, den Gehalt an wichtigen Inhaltsstoffen sowie den Zuckeranteil eingegangen.

Exkurs: Die Zuckerherstellung

Die Zuckerherstellung erfolgt sowohl aus Zuckerrohr als auch aus Zuckerrüben, wobei Zuckerrohr in subtropischen bis tropischen Ländern in Monokulturen angebaut wird. In der Bundesrepublik werden die Zuckerrüben, die die mit am stärksten gedüngten Pflanzen sind, für die Zuckerherstellung verwendet.

Der haushaltsübliche Industriezucker ist ein mit Säuren und Laugen hochverarbeitetes, chemisch isoliertes Produkt, das keinerlei wichtige Inhaltsstoffe mehr enthält. Die Zuckerherstellung wird unter hohen Temperaturen durchgeführt, wobei dem Dünnsaft über Verdampfungsanlagen Wasser entzogen wird, so daß ein Konzentrat entsteht. Durch Kalk und Kohlensäure wird der entstandene grau-schwarze Dicksaft von allen Nicht-Zuckerstoffen getrennt. Als Zwischenprodukt dieses Prozesses entsteht der braune Zucker, auch Rohzucker genannt. Als Abfall bzw. Nebenprodukt entsteht die Melasse, ein Zuckerrübensirup, der als Viehfutter Verwendung findet. Der braune Zucker wird dann weiterhin gereinigt, bis chemisch raffinierter, weißer Zucker entsteht.

Die verschiedenen Zuckerarten

Fruchtzucker (Fruktose)
Die Bezeichnung „Fruchtzucker“ oder „Fruktose“ auf Produkten ist eine Verbrauchertäuschung ersten Grades, da der Zucker nicht natürlich aus Früchten gewonnen wird, sondern ebenfalls eine chemisch isolierte Substanz ist; durch chemische Prozesse wird die Fruktose aus dem Rohrzucker abgespalten, der aus Glukose- und Fruktose-Einheiten besteht. Auf diese Weise kann die Fruktose grenzenlos zum Süßen als Zusatzstoff eingesetzt werden.

Der Name Fruchtzucker hat also in dem Sinne nichts mit Früchten gemeinsam – er wird nicht aus Früchten hergestellt –, sondern stellt ebenfalls ein isoliertes Konzentrat dar.

Traubenzucker (Glukose)
Ähnlich liegen die Verhältnisse beim Traubenzucker; auch er wird nicht aus

Trauben hergestellt, sondern durch Spaltung von Mais- oder Kartoffelstärke chemisch isoliert. Stärke besteht aus einer Kette von Glukose- bzw. Traubenzuckermolekülen.

Problematisch sind vor allem sogenannte Energie-Bonbons, auf denen die Bezeichnung aus „Dextrose“ oder „Traubenzucker“ aufgedruckt ist, da diese „Energiespender“ zu 100% aus chemisch raffiniertem Zucker bestehen; diese Produkte werden häufig in Apotheken oder Drogerien den Kindern angeboten.

Brauner Zucker
Der braune Zucker ist ein Zwischenprodukt der Zuckerherstellung und ist demnach nicht wesentlich wertvoller als der weiße Zucker. Auch hier ist der Verarbeitungsgrad sehr hoch und der Gehalt an wichtigen Inhaltsstoffen nicht erwähnenswert. Lediglich im Preis wird der Unterschied zwischen braunem und weißem Zucker offensichtlich: Brauner Zucker ist teurer als weißer Zucker, wobei der im Handel angebotene braune Zucker oftmals ein mit Melasse vermischter weißer Zucker ist. Brauner Zucker wird auch als Rohzucker bezeichnet; er ist jedoch nicht roh im Sinne von unerhitzt, sondern besteht zu 98% aus reinem Zucker und unterliegt in der Herstellung ebenfalls hohen Temperaturen. Brauner Zucker ist folglich nicht besser als weißer Zucker und in einer gesunden Ernährung unangebracht.

Melasse
Melasse ist, wie bereits erwähnt, ein Nebenprodukt der Zuckerherstellung und stellt einen schwarzen, klebrigen Sirup dar, der oftmals als Viehfutter verwendet wird. Melasse besitzt einen hohen Zuckergehalt (80–90%) und weist keine bedeutenden Inhaltsstoffe auf; auch hier ist kein schonendes Herstellungsverfahren gegeben.

Vollrohrzucker
Der Vollrohrzucker unterliegt einem anderen Herstellungsverfahren als der weiße Zucker, der braune Zucker oder die Melasse. Überwiegend wird er in Brasilien oder Kolumbien aus Zuckerrohr hergestellt, wobei der Zuckerrohrsaft durch mehrmaliges Einkochen extrahiert wird; durch Eindicken, Trocknen und Mahlen entsteht der eingedickte Saft des Zuckerrohrs.

Vollrohrzucker darf nicht mit braunem Zucker verwechselt werden. Andere Bezeichnungen für den Vollrohrzucker sind Rapadura, Succanat oder Ursüße. Der Begriff „Ursüße“ ist jedoch falsch und irreführend, da der Vollrohrzucker keine Ursüße im Sinne von „natürlich“ oder „ursprünglich“ darstellt, sondern ebenso wie die anderen Zuckerarten ein stark verarbeitetes Produkt ist.

Der oftmals betonte Gehalt an den Mineralien Eisen, Magnesium und Kalium ist im Vergleich zu den anderen Süßungsmitteln höher; besonders der Eisengehalt ist bemerkenswert. Trotzdem sind auch hier die nachteiligen Auswirkungen offensichtlich, so daß der Vollrohrzucker keine geeignete Alternative und in einer gesunden Ernährung bedeutungslos und zudem schädlich sein kann.

Der Unsinn süßer Alternativen

Apfel- und Birnendicksaft – heimische Produkte

Apfel- und Birnendicksäfte sind heimische Produkte, die aus Apfel- und Birnen-Streuobst hergestellt werden. Dabei werden die Früchte mehrmals hintereinander eingekocht, so daß ein stark verarbeitetes Produkt entsteht, dessen Gehalt an wichtigen Inhaltsstoffen bedeutungslos ist; das Verarbeitungsverfahren wird zwar ohne Chemie, jedoch mit hohen Temperaturen durchgeführt.

Mengenmäßig gering eingesetzt, können die Dicksäfte (Naturkostfachgeschäft) im Rahmen einer vollwertigen Ernährung verwendet werden.

Rübensirup, Rübenkraut, Zuckerkraut

Diese schwarze cremige Substanz wird aus Zuckerrüben hergestellt; sie weist jedoch ein vollkommen anderes Herstellungsverfahren auf als der Haushaltszucker. Die Zuckerrüben werden mehrmals eingekocht und eingedickt, wobei keine Chemie verwendet wird, bis eine schwarze süßliche Masse entsteht; demnach ist der Rübensirup ein eingedicktes Extrakt. Das Produkt ist nicht mit der Melasse zu verwechseln oder zu vergleichen.

Im Rahmen einer vollwertigen Ernährung kann der Rübensirup - sehr sparsam verwendet - eingesetzt werden. Sein Zuckergehalt ist verhältnismäßig hoch (62%); er stellt ebenso ein Zuckerkonzentrat dar wie die anderen bisher genannten Süßungsmittel, und sein Gehalt an wichtigen Inhaltsstoffen ist bedeutungslos.

Ahornsirup

Ahornsirup wird in Kanada aus dem Saft des Ahornbaumes hergestellt, der mehrmals im Jahr angezapft wird. Der Saft wird eingedickt und konzentriert, wobei er verschiedene Filtrationsanlagen durchläuft. Auch sein Gehalt an wichtigen Inhaltsstoffen ist bedeutungslos, sein Preis sehr hoch. Der Gesamtzuckergehalt des Sirups beträgt ca. 63% und er sollte im Rahmen einer vollwertigen Ernährung nur als Ausnahme zu besonderen Anlässen eingesetzt werden; generell ist auf ihn zu verzichten.

Süßstoffe – peinlich und überflüssig

Süßstoffe werden auch als *Zuckerersatzstoffe* bezeichnet, obwohl sie keinen geeigneten Ersatz im Sinne von „gesund“ und „natürlich“ darstellen; sie sind künstlich hergestellte Produkte, also reine Chemie und besonders für Allergiker vollkommen ungeeignet.

Süßstoffe sind für alle Lebensmittel zugelassen und sind bekannt unter den Namen: Cyclamat, Aspartam, Acesulfam k und Saccharin, die Produkte heißen Natreen, Canderel, Sionon Diabetiker und andere mehr. Sie alle weisen eine höhere Süßkraft als Zucker auf und werden häufig in einer kalorienreduzierten Ernährung zum Abnehmen eingesetzt; Cyclamat ist beispielsweise 35mal, und Saccharin 550mal süßer als der Haushaltszucker. Kombiniert man diese Präparate, so erhöht sich der süße Geschmack nochmals.

Durch den Verzehr von süßstoffhaltigen Produkten wird beim Verbraucher *nicht* das Bedürfnis nach Süßem beseitigt, sondern im Gegenteil: das Verlangen nach süß wird zusätzlich verstärkt!! Untersuchungen zeigen, daß der Konsum von Süßwaren durch den Einsatz von Süßstoffen höher ist als beim Verzehr von Produkten, die „nur" Haushaltszucker enthalten. Zudem bewirkt der extrem süße Geschmack eine Anregung der hormonellen Insulinproduktion, die dazu notwendig ist, um überschüssigen Zucker aus dem Blut zu transportieren, obwohl eigentlich kein Zucker aufgenommen wurde bzw. kein überschüssiger Zucker im Blut vorhanden ist; in Folge von diesem Mechanismus wird der normale Blutzuckerspiegel reduziert, d. h. es entsteht eine „Unterzuckerung", durch die wiederum das Hungergefühl und das Bedürfnis nach Zucker ausgelöst wird (Kreislauf). Süßstoffe haben also insgesamt einen negativen Einfluß auf die Blutzuckerkurve und das natürliche Hungergefühl.

Amerikanische Studien haben gezeigt, daß die Idee, mit Hilfe von Süßstoffen Gewicht zu reduzieren, vollkommen fehlgeschlagen ist: Beim Einsatz von kalorienreduzierten Produkten wurde zum einen mehr von diesen Produkten verzehrt und zum anderen wurde verstärkt auf konventionell gesüßte Produkte ausgewichen; wenn das Gewissen mit „Süßstoffen beruhigt war", gönnte man sich Fast-food-Produkte. Mit Hilfe von Süßstoffen wird sicherlich niemand abnehmen; sie nutzen letzten Endes nur der Süßstoffindustrie, die Millionenumsätze verbucht.

Ob Süßstoffe ungefährlich sind, da sie nicht resorbiert – also nicht ins Blut aufgenommen – werden (Ausnahme Aspartam), ist noch nicht geklärt. Bislang blieben, wie so oft, die Wechselwirkungen von Süßstoffen mit der Darmflora unberücksichtigt.

Untersuchungen an Ratten zeigen, daß Cyclamat von der Darmflora in Cyclohexylamin umgewandelt wird, das eine blutdrucksteigernde Wirkung besitzt und Veränderungen an den Hoden hervorruft. Nach der Aufnahme von Aspartam wurden bei Kindern Störungen im Schlaf-Wach-Rhythmus beobachtet.

Süßstoffe sind im Rahmen einer gesunden Ernährung sinnlos, vollkommen überflüssig und für Altersdiabetiker nur eine Ausrede, um weiterhin grenzenlos süß verzehren zu können. Das Verlangen nach Süßem wird nicht beseitigt, sondern verstärkt, und ein Umdenken wird nicht erreicht.

Mikroökologen empfehlen, bei Darmdysbiosen* auf die Verwendung von künstlichem Zucker zu verzichten, da die Darmflora infolge von Wechselwirkungen problematische Stoffe produzieren kann; ca. 95% der Allergiker weisen eine Dysbiose*, d. h. eine Fehlbesiedlung des Darmes auf, so daß generell auf Süßstoffe verzichtet werden soll bzw. muß.

Im Grunde sind die Forschungen unzureichend, um diese Chemie dem Verbraucher bedenkenlos anbieten zu können!

Zuckeraustauschstoffe, wozu?

Zuckeraustauschstoffe sind kalorienhaltige Süßungsmittel, die bei der Weiterverarbeitung von Haushaltszucker entstehen. Die dabei gebildeten Substanzen sind bisher in der Natur nicht gefunden worden und können demnach im Stoffwechsel nicht verarbeitet werden; unter anderem können diese schwer verdaulichen Stoffe Durchfälle hervorrufen, wobei in diesem Zusammenhang besonders Kinder gefährdet sind, die dadurch Unterversorgungen mit wichtigen Nährstoffen erleiden können. Zudem muß berücksichtigt werden, daß Zuckeraustauschstoffe chemisch gesehen Zuckeralkohole sind, die gerade bei Kindern auch in kleinen Mengen noch auf andere Weise gesundheitsschädlich wirken könnten.

Die genauen Auswirkungen der Zuckeraustauschstoffe auf den Stoffwechsel bzw. das Verdauungssystem sind noch weitgehend unbekannt. Welche giftigen Stoffe die Darmflora möglicherweise bei der Verstoffwechslung dieser Austauschstoffe produziert, wird derzeit in Tierversuchen untersucht.

Generell sind diese Substanzen – Sorbit, Mannit, Xylit, Fruktose, Isomalt, Malit etc. – in unserer Ernährung vollkommen überflüssig und nicht notwendig.

Die nicht-kariogene Eigenschaft der meisten Verbindungen ermöglicht ein Süßen, ohne den Zähnen zu schaden; viel sinnvoller ist es jedoch, die Zähne durch eine vollwertige Kost und eine ausreichende Zahnpflege zu erhalten und zu stärken. Der einzige Sinn dieser Produkte liegt darin, daß in der Industrie neue Absatzmärkte geschaffen werden, die dem Konsumenten diese Stoffe mit dem Argument „nicht-kariogen“ anbieten wollen. Diese Milchmädchenrechnung geht – unterstützt durch einen millionenschweren Werbeetat – auch meistens auf; der kritische Verbraucher verzichtet jedoch auf diesen Unsinn.

Sinnvolle Alternativen zum Süßen

Der Honig

Honig ist ein Naturprodukt und stellt eine geeignete Alternative zum Süßen dar. Er enthält mehr als 180 verschiedene Inhaltsstoffe, wie beispielsweise Stickstoffverbindungen, organische Säuren, Enzyme, Wasser, Aromastoffe etc. Der von den Bienen gesammelte Nektar wird in der Honigdrüse mit wertvollen Sekreten angereichert.

Der Gehalt an Vitaminen und Mineralien ist beim Honig sicherlich bedeutungslos; ebenso weist Honig einen sehr hohen Zuckergehalt von ca. 80% auf. Doch der Zucker besteht hier zu 40% aus Glukose und zu 40% aus Fruktose (Zuckergemisch): Die Fruktose hat einen dämpfenden Einfluß auf die Blutzuckerkurve, d. h. sie ruft keine starken Blutzuckerbelastungen hervor.

Ein weiterer Vorteil des Honigs ist die Tatsache, daß Honig das schadstoffärmste und sauberste Lebensmittel ist. Das Bienenvolk besitzt ein in sich hervorragend durchorganisiertes System, das ein Zusammenleben von Millionen Tieren auf engstem Raum ermöglicht, wobei dieser Lebensraum sauber gehalten werden muß.

Unter anderem zeigen Untersuchungen an der TH Aachen, daß Honig stets ein sauberes Naturprodukt ist: Bienen wurde Zuckerwasser gefüttert, das mit Schwermetallen versetzt war; die Bienen filterten die Schwermetalle und speicherten sie im Fettkörper. Die Bienen starben nach 6 Wochen, der Honig blieb frei von Schadstoffen.

Ähnlich ist dies bei Verseuchungen durch Pflanzenschutzmittel: Falls Bienen ein mit Pflanzenschutzmitteln bespritztes Feld anfliegen, verändern sie ihren natürlichen Stockgeruch. Vor dem Bienenstock befinden sich sogenannte Wächterbienen, die diesen falschen Stockgeruch erkennen und die Bienen abtöten. Somit bleiben der Stock und der Honig sauber.

Nach dem Reaktorunfall von Tschernobyl fand man auch im Honig nur verschwindend geringe Radioaktivitätswerte, hingegen in anderen Lebensmitteln sehr hohe Werte.

Ferner besitzt Honig eine stärkere Süßkraft als Zucker, so daß zum Süßen eine geringere Menge notwendig ist.

Oftmals werden beim Honig die Begriffe „kalt-“ und „warmgeschleudert“ verwendet; jedoch gibt es generell keinen warmgeschleuderten Honig, da Honig nicht warmgeschleudert werden kann. Würde man Honig warm, d. h. bei Temperaturen über 40°C schleudern, würde die Wabe zerstört werden; beim Schleudern wird also nie Wärme verwendet. Problematisch kann jedoch die Nachbehandlung sein: Nachträglich kann der Honig erhitzt werden, beispielsweise in Wasserbädern oder Wärmekammern, um ihn flüssig zu halten. Nicht-wärmebehandelter Honig hat die Tendenz zu kandieren, dabei wird der Honig nach einiger Zeit fest. Wann der Honig auskristallisiert, ist sortenabhängig; Akazienhonig braucht ca. 1 Jahr, Raps ca. 2 Wochen. Nur unerhitzter Honig kann auskristallisieren, wärmebehandelter Honig bleibt flüssig. Aus diesen Grund sind Honige vom „Deutschen Imkerbund" zu empfehlen, die als natürliches Lebensmittel in einer vollwertigen Ernährung eingesetzt werden können (Naturkostladen, Reformhaus, direkt beim Imker).

Erfahrungen zeigen, daß Honig von Allergikern sehr gut vertragen wird und eine sinnvolle Alternative darstellt. Generell sollten Vollkornprodukte nur mit Honig gesüßt werden, nie mit isoliertem Zucker, da die Produkte sonst unbekömmlich werden; unter anderem sind vermehrte Blähungen die Folge.

Zusammenfassung: Die vegane Vollwertkost des Allergikers

Getreide:

Vorsicht ist geboten bei: WEIZEN!
Erlaubt: Alle anderen Getreidesorten

Bei Glutenunverträglichkeit:

Verboten: Roggen, Weizen, Dinkel, Grünkern, Hafer, Gerste
Erlaubt: Amarant, Quinoa, Reis, Mais, Hirse, Buchweizen

Gemüse und Salate:

Vorsicht ist geboten bei: Sellerie, Lauch, Zwiebeln, Knoblauch, Rettich, grünem Paprika
Erlaubt: Alle anderen Gemüsesorten, in reifem Zustand

Milchsaures Gemüse:

Alle Sorten vielfältig und abwechslungsreich einsetzen

Keimlinge:

Samen, Hülsenfrüchte und Getreide abwechselnd keimen

Nüsse und Samen:

Vorsicht ist geboten bei: Hasel-, Pekan-, Para-, Erdnüssen
Erlaubt: Süßmandeln, Sesam, Sonnenblumenkerne, Cashewnuß

Obst:

Erlaubt: Alle Obstsorten, möglichst aus kontrolliert biologischem Anbau; Zitrusfrüchte *nur* aus kontrolliert biologischem Anbau, als Saft in Salatsaucen oder für Dips verwenden

Gewürze:

Vorsicht ist geboten bei: Anis, Chili, Curry, Paprika, Pfeffer, Senf, Hefe
Günstig: Frische und getrocknete Kräuter, (jodiertes) Meersalz

Süßungsmittel:

Honig und Trockenfrüchte *in Maßen* verwenden

Eiweißkombinationen:

- Hülsenfrüchte + Getreide
- Gemüse + Getreide
- Ölsamen + Getreide
- Obst + frische Kräuter
- Keimlinge, beliebig variiert
- Wurzel-, Blatt-, Fruchtgemüse
- Algen, Nüsse, Samen

Die hier vorgeschlagenen Richtlinien sind häufig zutreffend, müssen aber im Einzelfall individuell abgestimmt werden. Es empfiehlt sich, zu Beginn der Kostumstellung generell auf die problematischen und unverträglichen Lebensmittel zu verzichten. Wenn die Regulationsfähigkeit des Körpers wiederhergestellt ist, sollen alle pflanzlichen Produkte in den Kostplan aufgenommen werden.

Der Säure-Basen-Haushalt

Viele Veröffentlichungen bezüglich der Thematik über den Säure-Basen-Haushalt schaffen mehr Verwirrung als Klarheit; Grund dafür ist zum einen die uneinheitliche Betrachtungsweise; zum anderen wird dieser komplexe Haushalt nicht ganzheitlich erfaßt. Erschwerend kommt hinzu, daß die Reaktionen der Lebensmittel im Körper recht konfus zu sein scheinen: Eine Zitrone schmeckt zwar sauer, sie wirkt im Körper jedoch nicht säurebildend, sondern führt zur Basenbildung; im Darm hingegen unterstützt sie die Aufrechterhaltung des notwendigen sauren Darmmilieus. Um diese Vorgänge zu verstehen, müssen wir etwas tiefer in den Säure-Basen-Haushalt des Körpers einsteigen.

Bei der Verstoffwechslung jeder Nahrung fallen im Körper Säuren an, die je nach Art der Ernährung physiologisch und notwendig sind; andererseits können die Säuren eine Belastung darstellen, nämlich dann, wenn sie in Übermaßen anfallen und die Pufferkapazität des Körpers erschöpft ist – der Körper ist nicht mehr fähig, die Säuren durch basische Reaktionen zu neutralisieren und übersäuert.

Die Lebensmittel können allgemein in Basenbildner und Säurebildner eingeteilt werden. Basenbildend sind Lebensmittel, die einen hohen Gehalt an Metallen bzw. Mineralien besitzen, wie z. B. Kalium, Natrium, Magnesium; die Mineralien reagieren mit den Säuren im Körper zu Salzen, wodurch die Säuren abgefangen bzw. neutralisiert und über die Nieren ausgeschieden werden können. Säurebildner hingegen bestehen zum größten Teil aus Nichtmetallen, wie z. B. aus Phosphor und Schwefel, und können daher nicht genügend Mineralien zur Neutralisation liefern; hier ist eine Entgiftung der anfallenden Säuren nicht möglich.

Am Beispiel einer Zitrone, die stellvertretend für die mineralstoffreichen Lebensmittelgruppen Obst und Gemüse steht, und eines Steaks sollen die komplexen Vorgänge der Säuren- und Basenbildung veranschaulicht werden:

Zitrone

- Saurer Geschmack
- wirkt <u>im Körper</u> *basenbildend,* aufgrund des hohen Mineraliengehaltes, fängt Säuren ab
- wirkt <u>im Darm</u> *säuernd,* unterstützt somit die Erhaltung des gesunden Darm-pH-Wertes (5,5–6,5); es entsteht keine Fäulnis

Steak

- basischer Grundzustand
- wirkt <u>im Körper</u> *säurebildend,* aufgrund des geringen Mineralien- u. des hohen Eiweißgehaltes, der das Gewebe übersäuert
- wirkt <u>im Darm</u> *basisch,* mit den Folgen: mehr Fäulnis, Pilze etc.
- die anfallenden Säuren führen zur Belastung

Bei der Verstoffwechslung des Steaks werden dem Körper nicht genügend Mineralstoffe zur Basenbildung mitgeliefert, um die anfallenden Säuren zu neutralisieren. Aus diesem Grund müssen aus den Körperdepots Mineralstoffe herausgelöst werden, wie z. B. Kalzium, Magnesium und Kalium; auf Dauer hat dies erhebliche negative Konsequenzen, was hier am Beispiel des Kalziums verdeutlicht wird:

Wird der Körper durch eine eiweißhaltige, mineralstoffarme, säurebildende Dauerernährung überlastet, ist er gezwungen, die nicht neutralisierten Säuren ans Bindegewebe abzuschieben, um den pH-Wert* des Blutes konstant zu halten. Daraus ergeben sich aber Verschlackungen der Gewebe, die die Zellatmung und den Stoffaustausch beeinträchtigen; in Folge davon fallen wiederum vermehrt Säuren und andere nicht abtransportierbare Stoffwechselprodukte in der Zelle an; die Entgiftungsfunktionen werden blokkiert. Früher oder später würde das zur Zellentartung und zum Zelltod führen; um diese tödlichen Prozesse aufzuhalten und zu kompensieren, verfügt der Körper über mehrere Mechanismen, die auf Dauer jedoch nicht die Gesunderhaltung bewerkstelligen können. So leiden z. B. Leber und Bauchspeicheldrüse unter dem Basenmangel mit der Folge, daß die Bildung von Galle und Insulin nachläßt; Harnsäure und Cholesterin bleiben nicht in Lösung, sie fallen aus und bilden Gallensteine, Gichtknoten usw.; die Allergiebereitschaft wird erhöht, etc.

Die Salze des Kalziums werden dazu benötigt, in den Geweben die Säuren zu puffern. Bei einem Mangel an mitgelieferten Mineralien ist der Körper gezwungen, den Knochen und Zähnen Kalzium zu entziehen, um eine Übersäuerung der Gewebe zu verhindern. Die Folgen sind hier u. a. Karies, Knochenerweichung (Rachitis, im Alter Osteoporose) und Knochenschwund.

Geht der Körper letztendlich in den Entzündungsstoffwechsel über, so ist dies ein Indikator dafür, daß hier ein letzter verzweifelter Versuch unternommen wird, sich überschüssiger Säuren zu entledigen.

Die zunächst noch recht harmlos erscheinenden Folgen einer chronischen Gewebeübersäuerung enden unter Umständen in sehr schweren Erkrankungen, zu denen auch der Krebs gezählt werden kann: Abgeschlagenheit, Müdigkeit, Schlafstörungen, Sodbrennen, erhöhter Blutdruck, Verstopfungen, Kopfschmerzen, unreine Haut, belegte Zunge, Mundgeruch, vergrößerte Mandeln, feuchte oder schlecht durchblutete Hände, schnelles Schwitzen, Schweißfuß, bei Kindern Karies und Rachitis, im Alter Osteoporose*, leichte Erkältlichkeit, verhärtete Schultermuskulatur, chronische Bronchitis mit Schleimbildung, Diabetes, Nieren- und Blasenleiden,

Magengeschwüre, Leukämie und Krebs.

Sauer oder basisch

Um eine konkrete Aussage über das Säure-Basen-Verhältnis in unserem Körper machen zu können, müßten mehrere Körpersäfte stündlich gemessen und in Relation zueinander gesetzt werden. Eine alleinige Blut- oder Urinuntersuchung ist wenig aussagekräftig.

Relative Normwerte, *morgens nüchtern* gemessen, sollten bei einem gesunden Menschen folgende Werte zeigen (pH-Wert):

Urin	6,8
Speichel	6,5
Darm	6,0

Der Urin-pH-Wert gibt ungefähr die Situation im Bindegewebe wieder. Ist der pH-Wert des Urins niedrig, d. h. ist er sauer, so wird angezeigt, daß sich der Körper überschüssiger Säuren entledigt. Ist er hingegen basisch, werden überschüssige Basen ausgeschieden. Kritisch ist nur, wenn der Urin ständig basisch oder sauer ist, da auf diese Weise eine Überbelastung deutlich wird und offensichtlich ein Ungleichgewicht im Säure-Basen-Haushalt vorliegt; mitunter hat der Körper seine Regulationsfähigkeit verloren oder sie ist eingeschränkt. Ein ständiger Wechsel zwischen saurem und basischem Urin ist richtig und wichtig, z. B. morgens und abends sauer, mittags und nachts basisch.

Ein saurer Speichel (niedriger pH-Wert) *deutet vermutlich* auf eine schlechte Sauerstoffverwertung, eine verringerte Lungen- und Bronchialfunktion, eine schlechte Dünndarmfunktion mit reduzierter Vitamin-A-Verwertung und Selbstvergiftungen hin. Liegt der Speichel-pH-Wert bei 7,4 und höher, können Störungen der Milz vorliegen (gilt bislang nicht als bewiesen).

Wichtig ist stets die Unterscheidung zwischen dem pH-Wert des Darmes und dem von Blut und Gewebe; der Darm muß schwach sauer sein, während Blut und Gewebe schwach basisch sein müssen.

Die mineralstoffreiche, basenüberschüssige Kost säuert den Darm und hält das saure Darmmilieu aufrecht; die Enzymreaktionen und andere biochemische Prozesse können optimal ablaufen. Ein basischer Darm hingegen führt langfristig zu Selbstvergiftungen. Um den Säure-Basen-Haushalt im Gleichgewicht zu halten, ist neben der Ernährung zudem eine ausreichende Bewegung erforderlich; dadurch kann die Kohlensäure vermehrt abgebaut und über die Lunge ausgeatmet werden. Ferner ist eine ausreichende Flüssigkeitszufuhr notwendig, um die anfallenden Säuren auszuscheiden.

Einteilung der Lebensmittelgruppen

Der Körper besteht zu 80% aus Basen und zu 20% aus Säuren, so daß der überwiegende Teil der Kost basenbildend sein soll. Der größte Teil der unerhitzten, rohen Kost wirkt im Körper basenbildend; besonders Obst und Gemüse sind reich an den notwendigen Mineralien. Gemüsesuppen, Hirse und Kartoffeln stellen eine Ausnahme dar, da sie auch im erhitzten Zustand basenbildend sind.

Tierische Nahrungsmittel hingegen besitzen nur geringe Mengen an diesen basisch wirkenden Mineralien; sie sind säurebildend und liefern anorganische Säuren, wie z. B. Harn- oder Oxalsäure, die nicht abgepuffert werden können und eine Säurebelastung darstellen.

Zur *Sättigung* können jedoch erhitztes Getreide sowie Nüsse und Samen herangezogen werden, ebenso die übrige erhitzte, pflanzliche Kost.

Tierische Produkte – insbesondere das tierische Eiweiß – sind ernährungsphysiologisch unnötig und bei chronischen Erkrankungen schädlich.

Prof. Dr. L. Wendt stellt durch seine Arbeiten zu den Eiweißspeicherkrankheiten heraus, daß speziell tierisches Eiweiß speicherbar ist und im Bindegewebe zu *Gewebeübersäuerungen* und einem Nährstoffstau führen kann.

Die Ablagerungen im Bindegewebe beeinträchtigen die Ausscheidungs- und Entgiftungsfunktionen des Stoffwechsels. Die Versorgung der Zellen mit Nährstoffen und Sauerstoff sowie der Abtransport von Schlackenstoffen ist nicht mehr gewährleistet. Die unzureichende Versorgung der Zellen mit Sauerstoff führt dazu, daß verschiedene Stoffwechselreaktionen anaerob, d. h. ohne Sauerstoff, ablaufen müssen und infolge davon vermehrt Säuren gebildet werden. Beispielsweise verläuft der Kohlenhydratstoffwechsel bei Sauerstoffmangel für den Körper unwirtschaftlicher und es entsteht Milchsäure, die im Zwischenzellgewebe abgelagert wird.

Der Organismus verliert durch den erhöhten Konsum von tierischem Eiweiß – und die daraus resultierende Gewebeübersäuerung – seine Ausscheidungs- und Entgiftungsfunktionen und geht in den Entzündungsstoffwechsel über.
(Buch: Dr. L. Wendt: Gesund werden durch Abbau von Eiweißüberschüssen, Schnitzer Verlag)

Säurebildend	Basenbildend
– Tierische Produkte – erhitztes Getreide – Nüsse – Essig – pasteurisierte Säfte – Alkohol – Kaffee, schwarzer Tee, Früchtetees – Zucker, Weißmehl, raffinierte Fette – Fast-Food	– frisches, reifes Obst – Gemüse und Salate – Frischkost – Hirse, Kartoffeln – Keimlinge – milchsaures Gemüse – Gemüsesuppen – Kräutertees, frisch gepreßte Säfte – Quellwasser; kohlensäurefreies, stilles Wasser – Rohmilch* * nicht für Allergiker geeignet

Tab. 5: Kurze Übersicht über säurebildende und basenbildende Nahrungsmittel (Moll, Spiller 1993, modifiziert nach Öttinger)

Isolierter Zucker wird im Körper zu Milch- und Brenztraubensäure abgebaut, die – wenn sie in großen Mengen anfallen – nicht ausgeschieden werden können; dem Zucker fehlen die zur Neutralisation notwendigen Mineralien, da diese bei der Herstellung entfernt wurden. Dieses Mißverhältnis ist in Früchten, die einen natürlichen Zucker- und Mineraliengehalt aufweisen, nicht gegeben, ebenso nicht beim Gemüse, dessen Kohlenhydrate im Körper zu Zucker abgebaut werden.

Tierisches Eiweiß: Nützlich und sinnvoll oder schädlich?

Ist der Mensch Vegetarier?

Betrachtet man die Entwicklungsgeschichte des Menschen, so zeigt sich, daß sich der Mensch bzw. der Vorfahre des Menschen seit 60 Millionen Jahren überwiegend vegetarisch ernährt hat. Er ernährte sich in dieser Zeit hauptsächlich von Früchten, Blättern, Wurzeln, Samen und Honig sowie von verschiedenen Insekten; die Insekten machten dabei den einzigen tierischen Anteil in seiner Kost aus. In dieser Entwicklungsphase, in der sich die Primaten zum Menschen entwickelten bis hin zu einem Zeitpunkt von vor 4 Millionen Jahren, wo sich der Australopitecus breit machte, wurden fast ausschließlich pflanzliche Produkte verzehrt. Entsprechend der Entwicklungsgeschichte hat sich das Verdauungs- und Stoffwechselsystem ausgebildet – in Millionen von Jahren! Da sich das Verdauungs- und Stoffwechselsystem *der Art* der Nahrung anpaßt, ist hier eine Anpassung an eine überwiegend pflanzliche Kost erfolgt; anatomisch betrachtet, ist dies am Darm erkennbar: Der Darm des Menschen ist wesentlich länger als der Darm eines Fleischfressers; dieser lange Darm wird benötigt, um alle wichtigen Vitalstoffe aus der pflanzlichen Kost herauszuholen und in den Körper aufzunehmen. Zudem müssen die Nahrungsreste der Fleischfresser schnell aus dem Darm befördert werden, um gefährliche Fäulnisreaktionen etc. zu unterbinden.

Seit 4 Millionen Jahren, zur Zeit der Sammler und des Jägertums, hat der Vorfahre des heutigen Menschen ca. 50 – 80% pflanzliche Kost und den Rest als tierische Kost verzehrt. Als tierische Produkte kamen Tierkadaver, gejagte Tiere und Insekten in Frage. „Erst" seit dieser Zeit verzehrt der Mensch tierische Nahrung, obwohl er überwiegend Sammler von pflanzlichen Produkten und nicht Jäger war.

Vergleicht man die Qualität der Urnahrung mit unserer heutigen Zivilisationskost, so muß zudem berücksichtigt werden, daß beispielsweise der Fettgehalt von Wildtieren um das 15fache geringer war als der Fettgehalt der heutigen Masttiere, und daß die Eiweißaufnahme deutlich niedriger und damit physiologischer war (keine „Eiweißmast").

Mit der heutigen Massentierhaltung gelangen ferner sogenannte exogene* Giftstoffe bzw. schädigende Belastungsfaktoren, wie beispielsweise Antibiotika und Schwermetalle, sowie Masthilfen, wie Hormone oder Tyrostatica, vermehrt über das Tier in den Menschen; die Masthilfen bewirken, daß das Tier schneller Masse bzw. Fett ansammelt und weniger Wasser ausscheidet.

Daß die heutige Qualität tierischer Produkte nicht mit der aus früheren Zeiten vergleichbar ist, wird unter anderem durch die Anzahl der Lebensmittelvergiftungen deutlich: 1989 wurden in Deutschland rund 90 000 Lebensmittelvergiftungen registriert, darunter auch Todesfälle. Ca. 70% dieser Vergiftungen sind allgemein auf tierische Produkte zurückzuführen, davon zwei Drittel auf Salmonelleninfektionen! Die Dunkelziffer wird auf ca. 1 Million Vergiftungen geschätzt. Neben der Fehlernährung stellen somit die Lebensmittelvergiftungen das Gesundheitsrisiko Nummer 2 dar. Es sind in erster Linie Hygienemängel, in Form von unsachgemäßer Lagerung und Zubereitung oder einer zu langen Lagerung, die tierische Produkte genußuntauglich machen.

Vor 10 000 Jahren begann das Zeitalter Ackerbau und Viehzucht. Seit dieser Zeit wurden Nahrungspflanzen angebaut, wie beispielsweise das Getreide. Seit 6000 Jahren verzehren wir Milch und Milchprodukte. Dies ist entwicklungsgeschichtlich betrachtet eine sehr kurze Zeit, und unser Verdauungssystem hat es nicht gelernt, sich dem heute üblichen hohen Konsum von Milch und Milchprodukten anzupassen; daß Milch und Milchprodukte eigentlich nicht für die menschliche Ernährung gedacht sind, wird daran offensichtlich, daß 70 – 80% der Weltbevölkerung an einer Milchzuckerunverträglichkeit leiden (Laktoseintoleranz); diese Personen können den Milchzucker aufgrund von fehlenden Enzymen im Darm nicht verdauen und reagieren mit Darmbeschwerden. Davon besonders betroffen sind die Menschengruppen in der sogenannten Dritten Welt, weshalb es auch völlig unsinnig ist, diese Menschen mit vielen von unseren Produkten zu beliefern (besonders Säuglingsnahrung aus Kuhmilch). In Deutschland verträgt jeder zweite keine Kuhmilch, was durch die Allergien belegt wird.

Auch kommt es auf der gesamten Welt sonst nirgendwo vor, daß die jungen Nachkommen mit artfremder Milch gefüttert werden – außer beim Menschen: Für ihn gelten so unsinnige Slogans wie „Besonders Kinder brauchen Milch für ein gesundes Wachstum, denn die Milch hat so viel Kalzium“, oder in bezug auf Kinderjoghurts „So wichtig wie ein kleines Steak“ oder „Die Milch macht's“ (Näheres dazu siehe Kapitel: Mythos Milch).

60 Mio. Jahre	*Halbaffen*	*Insekten, Früchte, Blätter, Wurzeln, Samen*
4 Mio. Jahre	*Australopitecus*	*50 – 80% pflanzliche Kost, Tierkadaver, gejagte Tiere (Naturvölker heute)*
10 000 Jahre	*Ackerbau u. Viehzucht*	*Nahrungspflanzen, Getreide*
6 000 Jahre		*Milch und Milchprodukte*
100 Jahre		*Industriezucker*
50 Jahre		*Eiweißmast; Zucker; Auszugsmehle; stark verarbeitete, unnatürliche Produkte; Gentechnik*

Tab 6: Entwicklungsgeschichte des Menschen (Moll, Spiller, eigene Recherche 1993) und Körber, Männle, Leitzmann „Die Vollwerternährung / 7. Auflage / 1993

Wie sich zeigt, ist der Mensch also im überwiegenden Teil seiner Geschichte Vegetarier gewesen und hat tierische Produkte nur als Ausnahme verzehrt – und nicht wie heutzutage üblich pfundweise am Tag!

Seit erst (!) 100 Jahren essen die Menschen Industriezucker. Seit dieser Zeit setzt die große Zunahme an ernährungsabhängigen bzw. ernährungsbedingten Zivilisationskrankheiten ein: Rheuma, Gicht, Arteriosklerose, Nieren- und Gallensteine, Karies, alle Darmerkrankungen, etc. sind direkt oder indirekt auf den erhöhten Konsum von chemisch raffiniertem Zucker zurückzuführen – in Verbindung mit dem gestiegenen Verzehr an tierischen Eiweißen und Fetten. 100 Jahre sind eine sehr kurze Zeit, und das Verdauungs- und Stoffwechselsystem des Menschen hat es nicht geschafft, sich an die chemisch, raffinierte, reine Substanz – Zucker – zu gewöhnen und sie ohne Nebenwirkungen zu verstoffwechseln.

Wie wird es erst mit der rasanten Entwicklung der Gentechnik aussehen? Werden wir uns je an die neu entwickelten, künstlichen Produkte gewöhnen können?

Ist tierisches Eiweiß notwendig ?

Eiweiße bzw. Proteine* sind aus verschiedenen Aminosäuren aufgebaut; je nach Zusammensetzung dieser Aminosäuren ergibt sich die spezielle Funktion des Eiweißstoffes. Bei den Aminosäuren wird zwischen essentiellen, d.h. *lebensnotwendigen*, und nicht essentiellen Aminosäuren unterschieden, wobei die *essentiellen nicht* selber im Körper aufgebaut werden können, sondern mit der Nahrung zugeführt werden müssen.

Alle essentiellen bzw. lebensnotwendigen Aminosäuren sind in allen pflanzlichen Produkten enthalten, d. h. jeder Blumenkohl und jede Tomate enthält die lebenswichtigen Aminosäuren; daraus ergibt sich, daß tierische Produkte ernährungsphysiologisch nicht zur Eiweißversorgung notwendig sind.

Die insgesamt nur 8 essentiellen Aminosäuren sind in verschiedenen, tiereiweißfreien Lebensmittel-Gruppen enthalten, wobei jedoch eine *gleichzeitige* Aufnahme mehrerer essentieller Aminosäuren für eine Verwertung im Körper notwendig ist. Daher müssen die verschiedenen Lebensmittel miteinander richtig kombiniert und zusammen verzehrt werden (siehe Kapitel: Empfehlungen); dies ist im Grunde jedoch keine Schwierigkeit, da bei einer Mahlzeit in der Regel immer mehrere Lebensmittel gleichzeitig gegessen werden.

Beim richtigen Einsatz sind die pflanzlichen Eiweiße in ihrer Qualität und Quantität höherwertig als tierische Produkte und zudem generell gesünder, da sie weder gesättigte Fettsäuren noch Purine enthalten, die die Entstehung der üblichen Zivilisationskrankheiten, wie z. B. Arteriosklerose oder Gicht, begünstigen bzw. verursachen.

Allgemein gute und hochwertige Eiweißquellen sind Getreide (Eiweißgehalt: 9 – 13%), Nüsse und Samen (14–18%) und gekeimte Hülsenfrüchte (20–24%). Diese Lebensmittelgruppen müssen besonders dann den Speiseplan füllen, wenn keine tierischen Eiweiße verzehrt werden. Ein günstiger und schneller Eiweißlieferant ist die Mandelmilch, besonders für Kinder.

Eiweißgehalt verschiedener Lebensmittelgruppen in Prozent

Obst	1,2%	Muttermilch	2,4%
Gemüse	3%	Kuhmilch	3 – 3,5%
Nüsse	14 – 18%	Fleisch	14 – 20%
Getreide	9 – 13%	Fisch	22%
Hülsenfrüchte	20 – 24%	Käse	29%
		Hühnerei	12 – 13%

Tab. 7: Eiweißgehalt verschiedener Lebensmittelgruppen (Der kleine Souci-Fachmann-Kraut, DGE)

Im Hinblick auf den relativ niedrigen Eiweißgehalt der Muttermilch wird deutlich, daß eine überhöhte Eiweißaufnahme nicht natürlich ist; selbst bei einer Aufnahme von „nur“ 2,4% Muttermilcheiweiß ist es dem Säugling möglich, innerhalb von wenigen Monaten sein Geburtsgewicht zu verdoppeln und heranzuwachsen.

Ist Fleisch ein Stück Lebenskraft ?

Der Verzehr von tierischen Nahrungsmitteln erlaubt aufgrund von Fäulnisreaktionen, in deren Verlauf zudem Darmbakterien giftige Stoffe produzieren, wie z. B. Ammoniak* und Histamin*, *keine* lange Verweildauer im Darm; aus diesem Grund besitzen fleischfressende Tiere, die viel Eiweiß verzehren, einen im Vergleich zum Menschen sehr kurzen Darm.

Die bei der Fleischverdauung entstehenden Gifte greifen bei langandauerndem Kontakt die Darmschleimhaut an und können Entzündungen hervorrufen; infolge davon wird die Darmschleimhaut durchlässiger und die Gifte können in den ganzen Körper gelangen. Besonders größere Eiweißbausteine gelangen ins Blut und rufen Allergien hervor. Diese Probleme finden wir bei Personen, die überwiegend Fleisch bzw. tierische Produkte verzehren (Zivilisationskost).

Neben dem hohen Allergierisiko sind auch die Zusammenhänge zwischen Dickdarmkrebs und einem hohen Konsum an tierischen Produkten anhand von zahlreichen Studien bestätigt.

Vor ca. 50 Jahren setzte die Eiweißmast ein: Massenfleischproduktion, massenhaft fertige Fleischkonserven, Wurstwaren, Überschwemmung mit Fleisch-Fertiggerichten, alles mit Fleisch – ohne Fleisch „läuft“ nichts (!); hinzu kommen der hohe Konsum an Milch und Milchprodukten – generell: ohne Tier nichts los!!! Da die meisten Produkte dieser Industriezweige entweder hochveredelt und präpariert oder zumindest aufgrund von Masthilfen, Zusatzstoffen und Erhitzungsprozessen minderwertig sind, können und werden wir sie nicht verkraften – **Fleisch** ist somit wohl doch **kein Stück Lebenskraft,** wie uns das die Fleischwarenindustrie immer weismachen und suggerieren will!

Aufgrund dieser Verhältnisse ist die stetige Zunahme der ernährungsbedingten bzw. ernährungsabhängigen Zivilisationskrankheiten nicht verwunderlich.

Die Auswirkungen des „tierischen Konsums“ auf den Stoffwechsel können sehr deutlich an der Milieuveränderung im Darm sowie an der Gewebeübersäuerung aufgezeigt werden: Ein zu hoher Konsum an tierischen Produkten führt zu einem hohen Anfall an Harnsäure und Oxalsäuren. Falls die Pufferkapazität des Blutes erschöpft ist, werden diese Säuren im

Bindegewebe abgelagert, um den Blut-pH-Wert* konstant zu halten. Zudem zeigen die Arbeiten von Prof. L. Wendt, daß nicht nur Fett, sondern auch tierisches Eiweiß selber im Bindegewebe speicherbar ist. Prof. Heyne konnte durch lichtmikroskopische Untersuchungen in der Schleimhaut des Enddarmes verdickte Collagenfasern feststellen, die im Verlauf einer Fastenperiode stark zurückgingen und bei denen es sich um reines Eiweiß handelte, das aufgrund einer überhöhten Aufnahme dort gespeichert wurde. Infolge von Eiweißspeicherungen im Bindegewebe kommt es zum Nährstoffstau, d. h., der Abtransport aus den Zellen hinaus ist behindert und die Zellen werden unzureichend mit Stoffen aus dem Blut versorgt; bei einer Sauerstoffunterversorgung müssen die Zellen auf einen anderen Stoffwechsel umschalten, um zu überleben, und produzieren dabei verstärkt Säuren. Diese Säuren können jedoch nicht ausgeschieden werden und „vergreisen" das Gewebe. Tierische Produkte bringen also den Stoffwechsel in eine Gewebeübersäuerung, die auf das reibungslose Funktionieren des Stoffwechsels störend wirken.

Das betroffene Bindegewebe umfaßt das Abwehrsystem, das Blut, das Nervensystem und die Zellen. Infolge der Gewebeübersäuerung ist somit eine Beeinträchtigung des gesamten Stoffwechsels, vor allem des Abwehr- und Nervensystems, zu erwarten.

Der Allergiker sollte zu Beginn einer erfolgreichen Therapie generell durch eine Entgiftung und Entschlackung versuchen, die überschüssigen Säuren loszuwerden. Optimal ist – je nach Konstitution – eine 1 – 3-wöchige Heilfastenkur und die anschließende Umstellung auf eine tiereiweißfreie, frischkostbetonte Vollwertkost.

Das Heilfasten führt zu einer Entgiftung, einer Aktivierung der körpereigenen Heilkräfte und einem Abbau der überschüssigen, eingelagerten Säuren und Eiweißfasern im Bindegewebe; die Zellatmung wird normalisiert und das Immunsystem wieder ausreichend mit lebensnotwendigen Nährstoffen versorgt; nach dem Fasten arbeiten die Zellen wieder optimal und können ihre Entgiftungs- und Stoffwechselfunktionen wahrnehmen.

Fäulnis im Darm

Der erhöhte Konsum von tierischen Produkten wirkt auf den Darm fäulniserregend. Die unverdaulichen Bestandteile der tierischen Nahrungsmittel, wie z. B. Muskelfasern, Caseingerinnsel oder Bindegewebszellen, die nicht ins Blut aufgenommen werden, werden von der Darmflora verstoffwechselt; dabei werden toxische Stoffe, wie Ammoniak, Histamin und andere verschiedene Fäulnisgifte produziert. Auf diese Weise und infolge der langen Verweildauer der tierischen Nahrungsmittel im Darm und Dickdarm findet eine „innere Verwesung" statt!

Die produzierten Giftstoffe müßten normalerweise direkt entgiftet werden; eine gesunde Darmflora enthält auch genügend Enzyme, um diese Stoffe zu entgiften; der krankmachenden Darmflora hingegen fehlen diese Stoffe, so daß die produzierten Gifte konzentriert auf die Darmschleimhaut einwirken und diese durchlässig machen. Somit können große, nicht vollständig verdaute Eiweißbausteine leichter die Darmschranke passieren und allergische Reaktionen auf Nahrungsmittel hervorrufen.
Zudem erfolgt eine Milieuveränderung im Dickdarm; der pH-Wert im Darm steigt an, so daß selbst Pilze optimale Wachstumsbedingungen vorfinden. Pilze rufen Nahrungsmittelunverträglichkeiten, Blähungen, Völlegefühl, Übelkeit, Verstopfung oder Durchfall und verschiedene andere Symptome hervor. Eigene Erfahrungen in der Klinik zeigen, daß ca. 95% der Allergiker eine Fehlbesiedlung und ca. 60% der Allergiker ein Pilzwachstum im Darm und damit eine krankmachende Darmflora aufweisen. Die produzierten Gifte gelangen über die Darmschleimhaut ins Blut und dann in die Leber, wo sie entgiftet werden müssen. Falls die Leber überlastet ist, werden die Gifte unter anderem im Gewebe abgelagert.

Demnach steckt eine Ursache vieler (chronischer) Erkrankungen im Darm, und eine sinnvolle Therapie muß an den Wurzeln ansetzen!! Das heißt: Ernährungsumstellung; Milieuveränderung, um nur gesunden Keimen gute Wachstumsbedingungen zu schaffen; Darmsymbioselenkung* und Pilzausleitung.

Während einer Heilfastenkur wird der Darm gereinigt. Die Giftstoffe werden in der Fastenzeit nur in geringen Mengen produziert, so daß der Allergiker schon nach wenigen Fastentagen keinen Juckreiz mehr verspürt. Eine 1-3 wöchige Heilfastenkur, je nach Konstitution des Patienten, bedingt bei einem anschließenden sinnvollen Kostaufbau, daß die Nahrungsmittelunverträglichkeiten ganz wegbleiben. Sinnvoller Kostaufbau heißt, daß die tierischen Produkte gemieden werden sollen, um den Darm „sauber zu halten" und keine neuen verwesenden Bestandteile zuzuführen.

Warum kein tierisches Eiweiß verzehrt werden sollte

1. Tierisches Eiweiß führt zu negativen *Milieuveränderungen* im Darm; krankmachende Keime und Fäulnisgifte entstehen (Histamin*, Ammoniak*, etc.); die normale Darmflora wird zerstört, Entzündungen entstehen und die Durchlässigkeit der Darmwände wird erhöht. Ein Verzicht auf tierisches Eiweiß, eine ballaststoffreiche Kost sowie eine ausreichende Zufuhr an milchsauren, pflanzlichen Produkten verschafft den gesunden Keimen den notwendigen Wachstumsvorteil und bedingt, daß die krankmachenden Kei-

me absterben; ferner laufen in dem positiven, sauren Milieu keine Fäulnisreaktionen ab (pH-Wert zwischen 5,5 und 6,5).

2. Tierisches Eiweiß ist *artfremdes* Eiweiß;
   Hauptallergene in unserem Kulturkreis sind z.B.:
   - Kuhmilch
   - Hühnerei,

   die überschießende immunologische Reaktionen hervorrufen.

3. Tierisches Eiweiß verursacht *Eiweißspeicherkrankheiten:*
   Die Durchlässigkeit der Blutgefäße und Zellen wird reduziert, wodurch ein schlechterer Stoffaustausch etc. stattfindet; es kommt zum Nährstoff-Stau und zur Gewebeübersäuerung.

4. Der Verzehr von tierischem Eiweiß ist *ökologisch problematisch:*
   - Anreicherung von Schadstoffen in der Nahrungskette
   - Futtermittelexporte aus der Dritten Welt
   - Massen- und Masttierhaltung (u. a. Antibiotika, Hormone etc.)
   - starke Umweltbelastung durch anfallende Gülle u.a.
   - hohe bakterielle Belastung.

Die direkten Auswirkungen von dem erhöhten Konsum an tierischen Nahrungsmitteln sehen wir an der hohen Anzahl an allergischen Reaktionen, an der Vielzahl der ernährungsbedingten Krankheiten, wie beispielsweise der Arteriosklerose, dem Rheuma oder der Gicht, und an vielen anderen, unspezifischen Symptomen. Die diversen Krankheitsbilder sind nicht direkt auf eine fehlerhafte Ernährung zurückzuführen, aber indirekt, da sie über die Ursachen Übersäuerung des gesamten Stoffwechsels und krankmachendes Magen-Darm-Milieu entstehen. Verzicht auf tierische Nahrungsmittel hat somit Bedeutung als der entscheidende Schritt Richtung Umkehr und Gesundheit.

Die herkömmlichen Therapien umfassen eine Such- oder Weglaß-Diät, unterstützt durch verschiedene Testverfahren, wie Rast-, Provokations- oder Pricktest, die letzten Endes nicht zum Erfolg führen können. Häufig gelangt eine verzweifelte Mutter irgendwann an den Punkt, an dem das Kind (angeblich) nur noch 2, 3 oder 4 verschiedene Lebensmittel verträgt und letzten Endes in eine Mangelernährung gerät. Durchfall und Verdauungsprobleme stellen sich ein; Untergewicht, Appetitlosigkeit und Depressionen sind die Folge. Sinnvoll kann nur sein, Milch und Milchprodukte, Fisch und Fischprodukte, Fleisch und Fleischprodukte sowie Geflügel und Geflügelprodukte strikt aus der Kost zu entfernen, um dem sensibilisierten Immunsystem die Möglichkeit zu geben, sich zu erholen und zu regenerieren. Untersuchungen haben ergeben, daß das Immunsystem sein „Gedächtnis" nach ca. 1 Jahr ablegt, so daß nach dieser Zeit die Stoffe wieder vertragen werden können, auf die der Körper vorher allergisch reagierte. Aus eigenen Erfahrungen zeigt sich, daß sogar die vorher als hochallergen eingestuften Lebensmittel, wie z.B. die schwerverdaulichen Nüsse, Hasel-, Pekan-, Para-, oder Erdnuß nach dieser Zeit wieder in den Kostplan aufgenommen werden können.

Welche negativen Auswirkungen tierische Produkte allgemein verursachen, verdeutlicht die nachfolgende Abbildung.

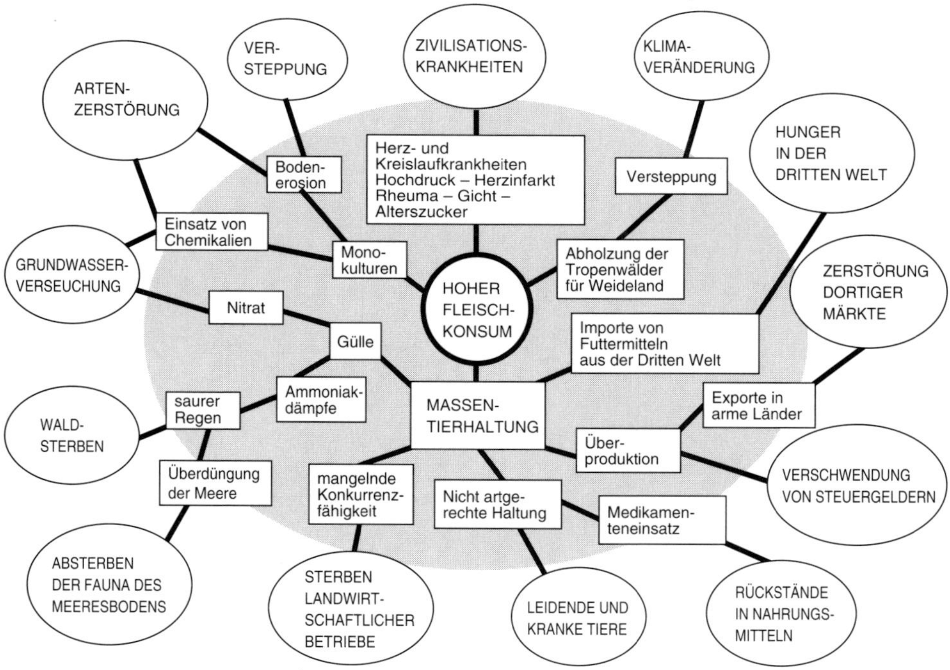

Abb. 3: Negative Auswirkungen von tierischen Nahrungsmitteln (Hohler, Spiller: Vegane Rohkost, 1992)

Letzten Endes muß man sagen, daß tierische Produkte nicht nur vollkommen unnötig in der menschlichen Ernährung sind, sie sind zudem gerade für Allergiker ausgesprochen schädlich. Hierbei wird kein Unterschied zwischen Milch und Milchprodukten oder Fleisch und Fleischprodukten gemacht. Erstere sind für Allergiker problematischer, da neben den schleichenden Übersäuerungen und Vergiftungen im Körper zudem direkte Unverträglichkeitsreaktionen auftreten können.

Es bleibt zu hoffen, daß diejenigen, die auf tierische Nahrungsmittel verzichten, dies weiterhin tun und möglichst viele andere sich dem anschließen und sich pflanzlich ausgewogen ernähren.

Mythos Milch

Ohne zu polemisieren, versuchen wir sachlich darzustellen, weshalb der Verzehr von Kuhmilch nicht unumstritten hingenommen werden kann. Verschiedene wissenschaftliche Erkenntnisse sowie unsere praktischen Erfahrungen zeigen uns, daß der hohe Milchkonsum direkte und indirekte negative Auswirkungen auf die Gesundheit haben kann.

Untersuchungen belegen, daß es in Deutschland ca. 25 Millionen Allergiker gibt. Das heißt jeder dritte besitzt eine Inhalations-, Nahrungs- oder Kontaktallergie. Oftmals und immer öfter reagieren Säuglinge und Kleinkinder mit allergischen Erkrankungen, wie beispielsweise mit einer Neurodermitis*. Speziell durch die Fütterung von artfremder Kuhmilch und damit von artfremden Stoffen kann das sensibilisierte Immunsystem des Säuglings zu überschießenden Reaktionen veranlaßt werden, da das Immunsystem des Säuglings die artfremden Eiweißstrukturen der Kuhmilch nicht kennt.

Insbesondere das in der Milch enthaltene Beta-Laktoglobulin ist ein Stoff, der in der Muttermilch nicht vorhanden ist. C. A. Stewart gab in einer Studie, veröffentlicht in der Zeitschrift „Clinic Allergy", bekannt, daß bei Kindern das Entstehen einer Allergie durch Eiweißstoffe der Kuhmilch begünstigt werden kann. Besonders die Bestandteile Beta-Laktoglobulin und Kasein rufen Allergien hervor. Bei der Entstehung des Milchschorfes und der später im Kleinkindalter zu beobachtenden Neurodermitis scheinen diese Eiweißstoffe ursächlich mitverantwortlich zu sein. Höppl schreibt hierzu: „Der menschliche Organismus ist keineswegs tiermilchfreundlich, im Gegenteil: Im Körper der meisten Kinder, die mit Kuhmilch ernährt werden, bilden sich alsbald Antikörper gegen diese Fremdstoffe, vor allem gegen das Beta-Laktoglobulin, das ja in der Muttermilch nicht vorkommt." Ein Gesetz in Frankreich sieht vor, daß Babys, die schon einmal eine Milchunverträglichkeit durchgemacht haben, Milch häufig nur in Kliniken unter ärztlicher Aufsicht erhalten, da Kuhmilch durch einen anaphylaktischen Schock zum Tode führen kann.

Die überschießenden Reaktionen kommen beim Neurodermitiker oder beim Allergiker über die Haut zum Ausbruch, meistens mit quälendem Juckreiz, worauf ein Aufkratzen der Haut bis hin zum Blutigwerden erfolgt. Unsere Erfahrungen belegen seit 10 Jahren, daß die Kuhmilch das Allergen Nummer 1 darstellt; es gibt kein gefährlicheres Nahrungsmittel für Allergiker, besonders nicht im Säuglings- und Kleinkindalter. Diese Auffassung wird zudem von vielen erfahrenen Allergologen vertreten. Kuhmilch ist problematischer als Fleisch oder alle anderen tierischen Produkte.

Verschiedene Wissenschaftler vertreten die Auffassung, daß Kuhmilch die

Ausreifung der Darmimmunzellen behindert und somit die Basis für Unverträglichkeiten jeglicher Art legt; infolge des ständigen Kuhmilchverzehrs in den ersten Lebensmonaten besitzt das Darmimmunsystem demnach keine Möglichkeit, sich voll funktionsfähig zu entwickeln. Aus diesem Grund werden alle neu eingeführten Lebensmittel, wie beispielsweise Gemüse oder Obst, vom Immunsystem ebenfalls nicht erkannt, so daß vielfältige Nahrungsmittelunverträglichkeiten die Folge sind. Sobald jedoch die Kuhmilch wieder aus dem Kostplan gestrichen wird, verschwinden langsam alle sich entwickelten Nahrungsmittelunverträglichkeiten, und nach einem längeren Verzicht auf alle tierischen Eiweiße können wieder alle pflanzlichen Produkte verzehrt werden.

Um dies zu verstehen, müssen wir uns das Abwehrsystem des Säuglings vor Augen führen: Das Immunsystem des Säuglings ist noch lange nicht ausgereift; aufgrund der gerade am Anfang mangelnden Bildung von bestimmten Antikörpern und Abwehrzellen ist der Säugling der heutigen belasteten Umwelt recht hilflos ausgesetzt. Hier hat die Natur jedoch einen umfassenden Schutz eingerichtet; lange Zeit hat man sich gewundert, warum gestillte Kinder seltener unter Infektionen leiden als die mit Kuhmilch ernährten Kinder. Dann wurden in den 60er Jahren bestimmte Antikörper vom Typ IgA in der Muttermilch nachgewiesen, die die Magenschranke passieren und einen immunologischen Schutzfilm auf der Darmoberfläche bilden. Außerdem gibt die Mutter über ihre Milch Abwehrzellen an ihr Kind weiter; Zellen, die den Kampf gegen jede Art von Erregern aufnehmen können. Auf diese Weise werden gestillte Säuglinge vor vielen Infektionen geschützt, und Allergene aus der Umwelt werden von der Darmwand ferngehalten. Säuglinge hingegen, die mit Kuhmilch oder Kuhmilchpräparaten ernährt werden, haben diese Vorteile nicht; sie sind allgemein infektanfälliger und neigen verstärkt zu Allergien.

Kuhmilch ruft sozusagen echte Allergien hervor, schädigt das Immunsystem und provoziert es zu überschießenden Reaktionen; Milchschorf, Nahrungsmittelallergien, Neurodermitis, Asthma und Dickdarmentzündungen können die direkte Folge sein.

Neben den echten Allergien und der weitverbreiteten Milchzuckerunverträglichkeit (siehe auch: Die Enzyme arbeiten nicht) können auch gerade bei uns viele allgemeine Unverträglichkeiten gegen Milch und Milchprodukte auftreten, die bereits im Säuglings- und Kleinkindalter beginnen, aber nicht als solche erkannt werden; bei Kindern können sich diese Intoleranzen beispielsweise in einer erhöhten Infektanfälligkeit, durch ständigen Schnupfen, wiederholte Ohrenentzündungen und Bronchitis äußern (alles was ständig „suppt“, „läuft“, Schleim bildet).

Unsere Erfahrungen zeigen, daß in der Therapie bei Allergien durch den Verzicht auf Milch und Milchprodukte schon nach relativ kurzer Zeit eine erhebliche Verbesserung der oben genannten Symptome auftritt.

Untersuchungen zeigen, daß mehr als 50% der Bevölkerung allergisch gegen Milch sind: Jeder zweite verträgt also keine Kuhmilch!

Allgemein können wir zusammenfassend sagen, daß sämtliche allergischen und rheumatischen Erkrankungen, eine erhöhte Infektanfälligkeit, ständige Müdigkeit, Leistungsschwäche, bestimmte Erkrankungen des Nasen-Rachen-Raumes wie z. B. wiederkehrende Polypenbildungen und Mandelentzündungen, hoher Blutdruck, Asthma, Milchschorf, sogar Krebserkrankungen und andere mehr ursächlich mit dem hohen Konsum von Milch und Milchprodukten in Zusammenhang stehen können. Dabei werden die ersten gravierenden Fehler bereits schon in der Säuglingszeit begangen, wenn die Mutter nicht stillen kann oder will, oder wenn nach dem Abstillen die künstlich hergestellten Kuhmilchpräparate verabreicht werden.

Die Kuhmilch verhindert beim Säugling die Ausbildung einer gesunden Darmflora, führt zu giftigen Fäulnisreaktionen im Darm, belastet die Hauptentgiftungsorgane, wie z. B. Leber und Niere, die bis dahin noch lange nicht ausgereift sind, und damit den gesamten Stoffwechsel, und so weiter . . .

Diese Problematik kann am Beispiel der Aminosäure Tryptophan sehr schön aufgeführt werden. Tryptophan ist eine Aminosäure, die in der Kuhmilch sehr häufig vorkommt – etwa 2-3 mal häufiger als in der Muttermilch. Diese Aminosäure führt in den hohen Mengen im Darm zur Eiweißfäulnis, wobei giftige Stoffwechselprodukte, wie z.B. Indol und Skatol, entstehen. Indol und Skatol greifen die Darmschleimhaut an, die infolge davon durchlässiger wird. Die Gifte gelangen durch die Darmwand über das Blut in die Leber, wo sie entgiftet werden müssen. Ist die Leberbelastung jedoch zu groß, wird der Körper mit diesen Giftstoffen überschwemmt; ein Anzeiger dafür ist, wenn verstärkt Indikan – ein Abbauprodukt des Indols – im Urin nachgewiesen wird. Seine starke Anwesenheit im Urin deutet auf eine krankhafte, die Leber belastende Darmfäulnis hin.

Nicht nur für Säuglinge und Kleinkinder, sondern generell für Allergiker, stellt die Fäulnis im Darm einen verursachenden Faktor dar.

Spiller führte 1987 eine Untersuchung an 237 Neurodermitispatienten durch, um den Zusammenhang zwischen Fäulnisprozessen im Darm und Neurodermitis zu klären. Das Ergebnis war signifikant: 73,5% hatten dreifach positiv Indikan im Urin, 14% zweifach positiv und 12,5% einfach positiv bis negativ. Nach dreiwöchigem Fasten und zehnwöchiger veganer Frischkost änderte sich das Ergebnis wie folgt: 7,6% dreifach positiv, 18,2% zweifach positiv und 74,2% einfach positiv bis negativ (Entnommen aus: Dein Darm – Wurzel der Lebenskraft, W. Spiller 1993).

Der Mythos Milch muß nach dem bisher Gesagten kritischer bewertet werden. Daß eine insgesamt dennoch sehr positive Haltung der Verbraucher gegenüber der Milch existiert, ist auf eine starke Milchlobby mit hohem Werbeeinsatz zurückzuführen.

Gerade in der Werbung sind Slogans wie „Besonders Kinder brauchen Milch für ein gesundes Wachstum, denn die Milch hat so viel Kalzium“ oder in bezug auf Kinderjoghurts „So wichtig wie ein kleines Steak“ oder „Die Milch macht`s“ sehr effektiv und verkaufsfördernd, aber ... !

Besonders sogenannte Kinderjoghurts, für die viel Werbung betrieben wird, und die aufgrund dieses aufwendigen Betreibens recht teuer sind, sind ernährungsphysiologisch betrachtet als schlecht zu bewerten und zudem überflüssig. Das einzige, wodurch sich die meisten dieser Joghurts auszeichnen, ist ihr sehr hoher Zuckergehalt und ihr hoher Preis! Das gleiche gilt für diverse andere Süßigkeiten, für die beispielsweise damit geworben wird, daß sie dem Kind „eine extra Portion Milch liefern“. (Siehe dazu auch das folgende Kapitel: Das Kalzium-Märchen der Milch.)

Der Verzicht auf Milch und Milchprodukte oder generell auf tierisches Eiweiß ist also im Säuglings- und Kleinkindalter sowie für Erwachsene ein absolutes Muß, um Allergien sinnvoll zu behandeln und um eine gute Prophylaxe zu betreiben. Ansonsten wird es nicht verwunderlich sein, daß immer mehr Menschen schon immer früher an Allergien und anderen Krankheiten leiden werden. Nicht nur Allergiker, sondern auch Stillende und Schwangere sollten auf Milch- und Milchprodukte verzichten, um eine sinnvolle Prophylaxe zu betreiben.

Das Kalzium-Märchen der Milch

Milch besitzt zwar relativ viel Kalzium, aber das in der Milch vorhandene Kalzium kann im Körper gar nicht vollständig aufgenommen werden, da dafür eine ausreichende Menge Magnesium nötig wäre, die in der Milch jedoch leider nicht vorhanden ist. Zudem gibt es eine Vielzahl pflanzlicher Lebensmittel, die ebenfalls einen hohen Kalziumgehalt aufweisen, und ! : Der Kalziumbedarf eines Menschen hängt von seinem Konsum an Eiweiß ab; je mehr Fleisch, Fleischwaren, Milch und Milchprodukte verzehrt werden, um so mehr Kalzium muß dieser Mensch zur Gesunderhaltung aufnehmen!! Mit anderen Worten heißt dies, daß Vegetarier und erst recht Veganer sehr viel weniger Kalzium aufnehmen müssen.

Für eine optimale Verwertung des Kalziums bedarf es nicht nur eines ausreichenden Vorhandenseins an Vitamin D, sondern die Nahrung muß auch frei von Säureüberschüssen sein, da der Körper zur Neutralisierung der überschüssigen Säure Kalzium benötigt, welches über die Nieren mit dem Harn ausgeschieden wird.

Ferner muß im Körper genügend Eisen vorhanden sein, das für die Verteilung und Wirkung des Kalziums sorgt. Kuhmilch ist aber außerordentlich arm an Eisen, und die Eisenversorgung ist generell besonders bei Frauen ohnehin kritisch. Bei Säuglingen, die mit Kuhmilch ernährt werden, schützt nur der hohe Eisenvorrat in der Leber vor Eisenmangel und Anämie.

Ein weiterer Aspekt, der oft zugunsten der Kuhmilch als guter Kalziumlieferant ausgelegt wird, ist das Kalzium-Phosphor-Verhältnis. Bekannt ist, daß Kalzium notwendig ist, um die Phosphorsäuren zu neutralisieren, und in diesem Zusammenhang enthält die Kuhmilch nur halb so viel Phosphor. Doch die Zusammenhänge müssen anders betrachtet werden. Höppl schreibt diesbezüglich in seinem Aufsatz „Nichts vom Tier": „Es wird dem Calcium der Milch noch allzu häufig ein ungewöhnlicher Nutzeffekt mit dem Hinweis bescheinigt, daß sie nur halb so viel Phosphor enthalte. In diesem Mengenverhältnis unterscheiden sich die hier gemeinte Kuhmilch und die Muttermilch nicht allzustark voneinander. Kuhmilch weist jedoch 3-4 mal soviel an Calcium und 4-5mal soviel an Phosphor auf wie die Muttermilch. Dieser hohe Phosphorgehalt und die Alkalisierung des Intestinalmilieus bewirken, daß mehr als Zweidrittel des Calciums im Darm zurückbehalten werden. Daraus entsteht bei dem mit Kuhmilch Ernährten eine erhebliche Neigung zur Hypocalcämie" (Kalzium-Unterversorgung).

Mit anderen Worten: Das Kalzium kann vom Darm gar nicht aufgenommen werden, sondern wird mit dem Stuhl ausgeschieden. Zudem wird der pH-Wert* im Darm erhöht (alkalisiert), und Fäulniskeime können wachsen.

Es ist ein Märchen der Ernährungswissenschaft anzunehmen, daß viel Kalzium in der Milch gleichbedeutend ist mit viel Kalzium im Körper! Man kann sagen, daß die Milch und eine hohe Aufnahme an tierischen Eiweißen zu einer ***Kalziumunterversorgung*** *führen.*

Daher ist es nicht verwunderlich, daß gerade bei starken Milchtrinkern und Käse-Essern, die zudem an Resorptionsstörungen leiden, Kalziummängel besonders häufig auftreten. Aus diesem Grund sind Kinder noch kariesanfälliger und ältere Frauen sehr viel osteoporoseanfälliger als Vegetarier.

Alternativen zur Kuhmilch

Als Alternative zur Kuhmilch eignet sich Mandelmilch, die zudem ein guter Eiweißlieferant ist. Mandeln enthalten alle essentiellen Aminosäuren in ausreichender Menge sowie ausreichende Mengen an Kalzium und Eisen. Versetzt man die Mandelmilch zusätzlich mit Sesam oder Sesammus, so wird ca. 6mal mehr Kalzium zugeführt als durch die Kuhmilch.

<u>Rezept der Mandelmilch:</u>

1/4 l Wasser + 1-2 Bananen + 2 El. Mandelmus + 1 Tl. Sesammus;
alle Zutaten im Mixer pürieren.

	Kalzium	**Magnesium**
Sonnenblumenkerne	100 mg	420 mg
Sesam getrocknet	780 mg	345 mg
Mandeln süß	250 mg	170 mg
Kuhmilch	120 mg	12 mg

Tab. 8: Kalzium- und Magnesiumgehalt verschiedener Lebensmittel je 100 g (siehe auch Tab. S. 48 Kapitel: Nüsse und Samen) (DGE, Kleine Nährwert-Tabelle, 1989)

Die Naturkostbranche

Die Naturkostläden sind aus der Friedensbewegung der 60er Jahre entstanden; Anlaß waren die Forderung nach einer sauberen Umwelt und deren Erhaltung. Anders hingegen sind die Reformhäuser entstanden; sie gibt es schon seit Anfang des Jahrhunderts, und sie stellen eine Gegenbewegung zum konventionellen Lebensmittelhandel dar.

Für Allergiker sind Bio-Bauern, Naturkostläden und auch Reformhäuser geeignete Einkaufsquellen, da hier Produkte angeboten werden, die ungespritzt, möglichst naturbelassen und gering verarbeitet sind. Besonders gut ist es, wenn die Möglichkeit besteht, Frischwaren direkt beim Erzeuger zu kaufen (Bio-Bauer). Im „Alternativen Branchenbuch" sind die Adressen fast aller kontrolliert biologisch arbeitender Bauern und Naturkostgeschäfte angegeben (Buchhandel).

Die Anbauverbände „Demeter", „Naturland", „Biokreis Ostbayern", „Bioland", „Anog" und die „Gäa" haben sich verpflichtet, Getreide, Obst und Gemüse nach bestimmten Richtlinien kontrolliert biologisch anzubauen. Allen gemeinsam ist, daß sie keine Chemie, auch keine Pflanzenschutzmittel und chemische Düngemittel, verwenden. Dies ist bei Allergikern ausgesprochen wichtig, da unverträgliche Reaktionen meist durch und auf die Chemie in den Produkten und nicht auf das Lebensmittel als solches zurückzuführen sind. Besonders Kinder, deren Immunsystem die vielfältigen und andauernden Belastungen nicht verkraften kann, reagieren häufig auf gespritztes Obst und Gemüse. Gerade bei Zitrusfrüchten, die oftmals im Herstellerland stark gespritzt und zudem auf dem Transportweg nachbehandelt werden, treten Unverträglichkeiten auf. Hingegen werden biologisch erzeugte Zitrusfrüchte, die in Salatsaucen oder in Dips verarbeitet sind, in der Regel sehr gut vertragen.

Die EG-Bio-Verordnung, die seit dem 1. Januar 1993 in Kraft getreten ist und bisher nur für pflanzliche Produkte gilt, regelt die Kontrolle der Naturkostbranche und der Bio-Produkte. Lebensmittelchemiker und unabhängige Kontrolleure verfolgen diese Produkte von der Erzeugung über die Verarbeitung bis hin zur Vermarktung. Zudem werden Bio-Produkte noch von den Anbauverbänden selbst und vom „Bundesverband für Naturkost" kontrolliert. Es findet also eine dreifache Kontrolle statt, und jeder, der sein Produkt als Bio-Produkt bezeichnen will, muß sich der unabhängigen Kontrolle unterziehen und dafür zusätzlich bezahlen.

Im Naturkostgeschäft sind verschiedene Naturkostverarbeiter vertreten, wie beispielsweise Anbieter von Brotaufstrichen, Nußmus, etc. oder Gewürze, Kräuter und Tees, die für ein reichhaltiges Angebot, inklusive Getreide, Getreidemühlen, Vollkornnudeln und anderen Vollwert-Lebensmitteln, sowie für einen relativ großen Frischkostbereich sorgen.

Speziell bei Brot und Backwaren sollen Allergiker die Inhaltsstoffe erfragen, da z. B. Tiereiweiß gemieden werden muß. Meistens liegen in den Naturkostgeschäften Listen mit allen Inhaltsstoffen bereit.

Reihenfolge der geeigneten Einkaufsquellen:
Bio-Bauer; eigener Garten
Naturkostladen; Reformhaus
Bio-Vollwert-Bäckerei

Wochenmarkt
Supermarkt

„Moderne“ Nahrungsquellen des 20. Jahrhunderts

Seit ca. 20 Jahren werden im Nahrungssektor die Gentechnik, Lebensmittelbestrahlungen sowie Lebensmittelzusatzstoffe eingesetzt. Die Folgen dieser problematischen Techniken sind heute für uns noch nicht abzuschätzen. Sicher ist jedoch, daß unser Verdauungs- und Stoffwechselsystem mit Produkten und Stoffen konfrontiert wird, die für den Körper bzw. Stoffwechsel bis dato völlig unbekannt waren und die in der freien Natur nicht zu finden sind.

Wie soll unser Körper mit Substanzen fertig werden, die er noch nicht kennengelernt hat und an die er sich nicht so schnell gewöhnen kann? Mögliche Folgen sind beispielsweise überschießende und allergische Reaktionen oder aber – wenn das Immunsystem jeglich versagt, sozusagen „ausgelaugt“ ist – die Entstehung von Krebs.

Heutzutage erfolgt eine Überschwemmung an ständig neuen, in der Chemieküche der Konzerne zusammengebrauten Stoffe, die z. B. für die Optik des Produktes notwendig sind – „das Auge ißt mit“ – oder für den Geschmack - denn schmecken sollte das ganze ja auch noch nach *irgend etwas* – oder für die Beschaffenheit – denn wie sonst sollte eine derart zusammengepanschte Masse den hohen Ansprüchen des Käufers gerecht werden?!

Die Folgen des hohen Einsatzes an Zucker, Geschmacks-, Aroma-, Konservierungs- und anderen zugesetzten Stoffen sowie das große Engagement der „Dosenfutterhersteller“ und Fleischproduzenten zur Vermarktung ihrer minderwertigen Waren und nicht zuletzt der hohe Konsum speziell an Milch und Milchprodukten sind unter anderem eine ständige Zunahme vieler Krankheiten, die unseren Krankenkassen immer mehr zu schaffen machen; statt Krankenbehandlung müßte eine Vorbeugung erfolgen.

Bemerkenswert ist, daß sich diese Branchen unter dem Oberbegriff „Lebensmittelindustrie“ zusammenfinden: Sie liefern angeblich die *für das Leben notwendigen Mittel* bzw. die erforderliche Nahrung. Die Wirklichkeit sieht aber zum größten Teil ganz anders aus, denn für viele Menschen bedeuten diese präparierten Nahrungsmittel gleich Krankheit – chronische und zum Teil sehr quälende Erkrankungen, beginnend bei leichten Unverträglichkeiten bis hin zum Krebs. Darunter sind Menschen, die zwar noch einige bis viele Jahre überleben, aber denen aufgrund ihres Leidensweges die Freude am Leben vergangen ist. Aber das ist ja dann nicht mehr das Problem dieser Lebensmittelzweige.

Ein häufiges Argument der Befürworter der neuen Produktionstechniken ist, daß die Produktion von noch mehr Lebensmitteln ein Weg sei, dem Welthunger entgegenzutreten; jedoch reicht dieses Argument bei weitem nicht aus, um die neuen Techniken, mit ihren unabsehbaren Folgen, bedenkenlos einzusetzen. Zum einen würde die Abhängigkeit der sog. Dritten Welt von den Industrienationen noch größer und zum anderen könnten diese Länder zur Abladestelle für Produkte verkommen, die auf unseren Märkten nicht mehr absetzbar sind; denn die Frische eines Nahrungsmittels kann „dank" des Einsatzes von Konservierungsmitteln, Bestrahlungen etc. nicht mehr nachgeprüft werden. Zudem führt der hohe technologische Einsatz zu immer mehr Erkrankungen und neuartigen Krankheitsbildern; die eigentlichen Ursachen des Hungers werden nicht beseitigt.

EG-Binnenmarkt: Gefahren für den Allergiker

In Folge des gemeinsamen EG-Binnenmarktes werden auch in Deutschland nach dem *Prinzip der gegenseitigen Anerkennung* Stoffe erlaubt, die in anderen Ländern erlaubt und zugelassen sind, die bei uns aber bisher aufgrund ihrer wahrscheinlichen oder möglichen Gesundheitsgefährdung verboten waren. Kurz gesagt: EG-Recht wird nationales Recht. Dabei beraten rund 8000 Lobbyisten in Brüssel nach industriellen Interessen darüber, was die EG-Kommission ausführen soll; Ernährungswissenschaftler und Umweltexperten sind in dieser Runde nicht vertreten. Die in Deutschland von den Verbraucherverbänden erkämpften Verbote bezüglich des Einsatzes von giftigen bzw. gesundheitsschädlichen Stoffen bei der Lebensmittelherstellung und in anderen Lebensbereichen werden nun vom EG-Recht vereinnahmt.

Das innerhalb der EG-Kommission viel diskutierte „Novel Food"-Gesetz (neuartige Nahrung) sieht vor, neuartige Kunstspeisen einzuführen, und dies weitgehend ohne Prüfverfahren. Für die Bundesbürger hieße das, daß sie bald nicht mehr wissen, was sie essen: Gentechnisch manipulierte, bestrahlte, mit etlichen Zusatzstoffen ausgestattete und synthetisch hergestellte Nahrung; aufgrund der fehlenden Kennzeichnungspflicht und der oft verwirrenden Etikettierung ist eine gesunde Auswahl der Lebensmittel nicht möglich.

Grund für die Zulassung vieler neuer Produktionsverfahren und synthetischer Nahrung ist vordergründig das Argument, dem Bürger leckere Schleckereien, auch als Ultraleichtprodukt, nicht vorenthalten zu wollen; jedoch ist der Nahrungssektor in fast allen Ländern der umsatzstärkste Teil der Volkswirtschaft und ist noch erweiterungsfähig.

Die vielfältigen Gefahren für die Umwelt und die Gesundheit werden im Folgenden aufgezeigt. *„Guten Appetit"*

Gentechnik: Unabschätzbares Risiko

Die Gentechnik, die eine kaum noch aufzuhaltende Gen-food-Welle in Gang setzt, macht eine umfassende Veränderung in der Produktion und Verarbeitung von Lebensmitteln möglich; dabei wird die Gentechnik auf verschiedenen Ebenen eingesetzt:

* Veränderung von Mikroorganismen (GVOs), die an der Herstellung oder Verarbeitung von Lebensmitteln beteiligt sind. Die GVOs können z.B. Enzyme, Eiweißstoffe, Vitamine, Süß-, Zusatz- und Aromastoffe in großen Mengen produzieren und in der Herstellung von Fertiggerichten, bei der Joghurtproduktion und Käsereifung oder Bierherstellung etc. eingesetzt werden; somit spart der Hersteller z.B. beim Joghurt den Einsatz von teuren Aroma- und Süßstoffen. Der Käufer kann nicht erkennen, ob das Produkt mit Hilfe von manipulierten Mikroorganismen hergestellt wurde und ob sich diese Mikroorganismen noch im Nahrungsmittel befinden.

* Züchtung von Pflanzen, die gegen Insektenfraß und Krankheiten resistent sind.

* Veränderung der Nährstoffzusammensetzung.

* Anpassung der Lebensmittel oder Mikroorganismen an industrielle Bedürfnisse, z.B. die „Anti-Matsch-Tomate".

Der eigentliche Sinn dieser gentechnischen „Errungenschaften" besteht <u>nicht</u> darin, dem Verbraucher Vorteile zu verschaffen, sondern lediglich in einer für den Hersteller günstigeren Produktionsgestaltung!!

Es ist nicht abzuschätzen, welche Risiken durch die Manipulationen entstehen und wie die gentechnisch veränderten Nahrungsmittel auf den menschlichen Körper wirken!

<u>Prinzip der Gentechnik:</u> Die Erbinformation besteht sowohl beim Menschen als auch bei allen Tieren aus sogenannten Basensequenzen; die Gene aller Lebewesen sind somit aus den gleichen Bausteinen aufgebaut. Ein Gen ist dabei ein kleiner Teil der Erbinformation und enthält die Information für den Aufbau von einem Eiweißstoff.

In der Lebensmittel-Industrie macht man sich dies zunutze und baut Fremdgene, meist aus Bakterien, in andere Organismen ein. Eine Gefahr besteht nun darin, daß nicht genau bekannt ist, an welcher Stelle das neue Gen in die bereits vorhandene Erbinformation eingebaut wird; je nach Reihenfolge der Gene können sich andere, vorher nicht absehbare Eigenschaften ergeben.

Doch ein exakter Einbau ist gerade da

vonnöten, wo eine ganz bestimmte Eigenschaft erwartet wird. Diese Erbgutbastelei ist mit die umstrittenste moderne Technik.

Bislang gibt es „nur“ eine Vielzahl verschiedener möglicher unerwünschten Nebeneffekte und Gefahren, die häufig diskutiert werden:

* In den neu gezüchteten Pflanzen können höhere Giftmengen oder andere, bislang für diese Pflanze unbekannte, aber für den Menschen schädliche, giftige Stoffe produziert werden.

* Die natürliche Nährstoffzusammensetzung des Lebensmittels kann sich nachteilig verändern, so daß Gemüse beispielsweise weniger Vitamine enthält oder daß die Nährstoffaufnahme im Darm gestört ist.

* **Eine Zunahme an allergischen Reaktionen kann dadurch entstehen, daß bislang für den Menschen unbekannte Eiweißstoffe produziert werden;** gerade Eiweiße sind Allergieauslöser und besonders dann, wenn die Eiweißstoffe für den menschlichen Organismus bislang völlig unbekannt waren. Eine Prüftechnik, um das allergene Potential von neuen Eiweißstoffen abzuschätzen, gibt es nicht.

* Ein weiterer sehr wichtiger Punkt ist die Übertragung von Antibiotikaresistenzgenen, die bei der Manipulation von Pflanzen und Mikroorganismen aus technischen Gründen grundsätzlich vollzogen wird (Markergene); in dem Lebensmittel, das z.B. aus einer solchen Pflanze gewonnen wird, sind Enzyme vorhanden, die Antibiotika abbauen. Die Gefahr besteht nun darin, **daß die Resistenzgene an Bakterien der Magen-Darm-Flora oder aber auch an krankheitserregende Bakterien weitergegeben werden; auf diese Weise werden Krankheitserreger immun gegen Antibiotika und ihr Wachstum könnte im Notfall nicht gestoppt werden.**

Hinsichtlich einer Darmsymbioselenkung, die bei Allergikern und anderen chronisch Kranken notwendig ist, würde die Resistenz zur Folge haben, daß der Darm nicht mehr therapierbar ist.

* Neben der Antibiotikaresistenz gibt es noch zahlreiche andere Eigenschaften, die auf Mikroorganismen übertragen werden und die störend auf die Darmflora und damit auf die Verdauung und folglich auf das Immunsystem wirken können, wie z.B. der Einbau bakterienabtötender Gene, durch die eine Fäulnis im Produkt verhindert werden soll. Auch könnten Resistenzgene gegen Herbizide und Fungizide, die in Pflanzen eingebaut sind, an Mikroorganismen der Darmflora weitergegeben werden, etc.. Insgesamt sind die Folgen nicht abzuschätzen, aber

sie könnten verheerend sein; das Darmmilieu könnte umkippen, außer Kontrolle geraten und auf diese Weise das Immunsystem und den gesamten Körper stark schädigen.

Niemand kann ausschließen, daß mittels der Gentechnik neue unbekannte Stoffwechselprodukte entstehen und daß die gentechnologisch veränderten Bakterien mit den Bakterien im Körper reagieren.

* Die Gentechnik birgt unvorhersehbare Probleme für die bäuerliche Landwirtschaft in sich; so könnten nur die bäuerlichen Betriebe überleben, die sich dem Fortschritt anpassen, kritiklos die Gentechnik einsetzen und auf diese Weise gezwungen sind, diese Entwicklung mitzutragen.

Generell können einmal freigesetzte, manipulierte Organismen nicht mehr zurückgeholt werden; sie sind dann nicht mehr kontrollierbar.

Die Turbo-Kuh, bei der die Milchleistung dank der Technik um das 40-fache gesteigert werden konnte, wird noch mehr als bisher zur Milchmaschine degradiert. Selbst im Krankheitsfall der Kuh kann die Milchproduktion nicht auf natürliche Weise gestoppt werden.

Da bislang keine eindeutige Kennzeichnungspflicht für gentechnisch manipulierte Lebensmittel besteht, ist eine freie Entscheidung für oder gegen ein bestimmtes Lebensmittel nicht möglich. Der Hersteller kann mit höherem Gewinn produzieren und der Käufer bleibt „der Dumme", der seinen ohnehin schon teuren Kauf eventuell noch mit seiner Gesundheit bezahlen muß.

Allgemein wird angegeben, daß sich die meisten Risiken sowieso „in nichts auflösen", wenn die Lebensmittel erhitzt worden sind bzw. werden, da die Mikroorganismen dabei absterben und die Eiweißstrukturen zerstört werden – eine Garantie dafür gibt es allerdings nicht, und gerade dies ist der falsche Weg und recht paradox.

Die Gentechnik ist keine geeignete Methode, um uns heute und in Zukunft mit qualitativ hochwertigen Lebensmitteln zu versorgen; sie ist gesundheitlich bedenklich und bringt dem Verbraucher keinen Nutzen (sondern eher Schaden).

Sicherlich wird es eine *offensichtliche* „Gentechnik-Krankheit" nicht geben – abgesehen von der Besessenheit einiger Gentechniker. Aber möglicherweise entstehen neue Krankheitsbilder, gehäufte unspezifische Symptome, mehr Allergien und auch Krebserkrankungen usw . . .

Die durch die Gentechnik verursachten direkten und indirekten (Gesundheits-)Schäden, die mitunter erst nach Jahren oder Jahrzehnten auftreten können, stellen ein großes Gefahrenpotential und ein bisher unabschätzbares Risiko sowohl für die einzelne Person als auch für die gesamte Natur dar.

Während der Einführung der Kernenergie wurde auch immer wieder ihre Unbedenklichkeit betont, aber: Erfahrung macht „klug“ – die Gegner waren es schon immer. Heute müßte eigentlich allgemein bekannt sein, daß nicht nur der Supergau, der jeden Tag möglich ist, große und irreparable Schäden an Mensch und Natur hinterläßt. Untersuchungen zeigen, daß Menschen, die in unmittelbarer Nähe von Kernkraftwerken leben, beispielsweise wesentlich kränker sind, und daß die Fehlgeburtenrate dort am höchsten ist etc.

Einer der bekanntesten Gentechnik-Skandale ist der, bei dem der gentechnisch hergestellte Eiweißbaustein L-Tryptophan als Schlafmittel vertrieben wurde und bei Tausenden zu schweren Erkrankungen durch Verunreinigungen bei der Herstellung führte; dazu gab es zahlreiche Todesfälle.

Die Devise kann nur lauten: „Essen aus dem Genlabor – Natürlich nicht!“

Lebensmittelbestrahlung: Überflüssig und gefährlich

Hinter den Bemühungen, die Lebensmittelbestrahlung ausgedehnter einzusetzen, steht unter anderm die internationale Atomlobby. Für die Lebensmittelhersteller ist die Bestrahlung eine bequeme Methode: Die bestrahlte Nahrung ist keimfrei und sieht lange Zeit frisch aus; der Transport zum Käufer eilt nicht, denn der kauft dieses frisch aussehende Produkt auch noch nach 2 Wochen. Obst und Gemüse behalten lange ihr knackiges Aussehen und salmonellenverseuchtes Geflügel ist wieder „gesund“.

Eine Überprüfung, ob ein Lebensmittel bestrahlt worden ist, ist bis heute nicht möglich; eine Kennzeichnungspflicht gibt es bislang nicht, wird aber diskutiert. Obwohl die Bestrahlung in Deutschland verboten ist, können solche Nahrungsmittel aus dem Ausland in unsere Supermarktregale gelangen; es hat bereits Fälle gegeben, bei denen in Deutschland produzierte Nahrung ins Ausland geschaffen wurde, um sie dort zu bestrahlen, und anschließend wieder hier auf den Markt gebracht wurde.

Einsatzbereiche für die Bestrahlung sind: Schädlingsbekämpfung gegen Bakterien, Pilze, Insekten, Milben und deren Larven; Keimstopp während der Lagerung von z. B. Kartoffeln; Wachstumsstopp von z. B. Pilzen; Reifungsverzögerung von z. B. grün-reifen Tomaten und Bananen; Verkürzung der Röstdauer von Kaffee; geringere Kochzeit von Fertigsuppen; Konservierung und Sterilisation; u. a..

Effekte der Bestrahlung, die die Gesundheit beeinträchtigen und sich fatal auf das Immunsystem auswirken können, sind:

* Wichtige Inhaltsstoffe werden zerstört, wie z. B. Eiweiße und Vitamine, besonders die Vitamine A, C, D, E, B1, B2, B6, B12 und Folsäure; Vitamin B1 wird im Weizen infolge der Bestrahlung zu 20 – 63% zerstört, in Hafer zu 35 – 86%; Vitamin B2 und B6 werden in Bohnen zu je 48% zerstört und Vitamin C in Kartoffeln zu 31%; Vitamin E wird in Nüssen zu 19 – 32% zerstört. Vitamin E geht bei vielen Lebensmitteln infolge der Bestrahlung vollständig verloren; selbst wenn es dem Produkt anschließend künstlich zugeführt wird, verschwindet es wieder. Einige der ohnehin schon sehr empfindlichen Vitamine sind nach einer Bestrahlung noch empfindlicher gegenüber äußeren Einflüssen, so daß z. B. der Vitamin-B1-Verlust beim Kochen größer ist. Die weitverbreitete, unzulängliche bzw. mangelhafte Vitaminversorgung wird auf diese Weise dramatisch verstärkt.

* Das Nahrungsmittel sieht optisch lange Zeit frisch aus, obwohl es nach einer längeren Lagerdauer hohe Verluste an Vitaminen und anderen lebenswichtigen Stoffe aufweist; addiert man die Verluste durch die Bestrahlung hinzu, so kommt man zu dem Ergebnis, daß der Verzehr eines solchen Nahrungsmittels ernährungsphysiologisch überflüssig ist; der Vitaminverlust kann insgesamt bereits schon 80% betragen. Ein derartiges Produkt kann nicht der Aufrechterhaltung der Körperfunktionen dienen. Selbst minderwertige Lebensmittel können „aufgepuscht" als frische Nahrung auf den Markt gebracht werden, nach dem Motto: „Außen hui, innen pfui".

* Durch die Bestrahlung entstehen aggressive, freie Radikale*, die im Nahrungsmittel zu neuen, unbekannten Spaltprodukten führen. Sowohl die Radikale als auch die Spaltprodukte können im Körper gesundheitliche Schäden verursachen. Allgemein gelten die freien Radikale als Verursacher von Krebs, können aber durch die Antioxidantien* unschädlich gemacht werden; diese fehlen jedoch nach einer Bestrahlung im Nahrungsmittel! In bestrahltem Fleisch konnten bereits höhere Konzentrationen an krebserregenden Substanzen nachgewiesen werden.

* In Tierversuchen zeigte sich, daß die mit bestrahlter Nahrung gefütterten Tiere verschiedene Schäden bekamen, wie z. B. Nierenschäden, Veränderungen in den weißen Blutkörperchen oder Erbgutschäden. **Ein Zusammenhang zwischen der Nahrungsmittelbestrahlung und einer höheren Rate an Erbsubstanz-Veränderungen ist offensichtlich!**

* Nützliche Keime werden abgetötet. Möglich ist, daß Krankheitserreger resistent gegenüber der Bestrahlung werden.

* Da bei der Bestrahlung Geschmack und Geruch des Nahrungsmittels schon mal Buße tun, werden diese unerwünschten Nebeneffekte unter Einsatz von diversen Chemikalien kaschiert.

* Generell bleibt bei der üblich eingesetzten niedrigen Strahlendosis zwar keine Radioaktivität im Produkt zurück, jedoch kann menschliches Versagen nie ausgeschlossen werden; die Auswirkungen einer überhöhten Bestrahlung sind völlig unklar.

Hier eine kurze Auflistung von Ländern, in denen Lebensmittel bestrahlt werden und die nach Deutschland exportieren (in Deutschland, England und Skandinavien ist die Nahrungsmittelbestrahlung bislang *verboten):*

- Belgien, Frankreich: Bestrahlung von Kartoffeln, Zwiebeln, Knoblauch, Gewürzen, u. a.; in Belgien ferner von Erdbeeren und Paprika, u. a.;
- Italien, Niederlande, Spanien: Bestrahlung von Kartoffeln und Zwiebeln, u.a.; in den Niederlanden ferner von Gewürzen, Hülsenfrüchten, Geflügel, Fisch, Roggenbrot, Getreide in Müsli, Erdbeeren, Spargel, Endivie und Pilzen, u. a.

Bislang besteht keine Pflicht, bestrahlte Nahrungsmittel kenntlich zu machen; eine Überprüfung bzw. Kontrolle auf Bestrahlung ist nicht möglich.

Lebensmittelzusatzstoffe: Irrgarten des Verbrauchers

Nach dem Gesetz sind Lebensmittelzusatzstoffe „Stoffe, die dafür bestimmt sind, Lebensmitteln zur Beeinflussung ihrer Beschaffenheit oder zur Erzielung bestimmter Eigenschaften oder Wirkungen zugesetzt zu werden". Grundsätzlich muß der Einsatz von Zusatzstoffen auf der Zutatenliste angegeben werden; jedoch gibt es hier Ausnahmen, und für dieselbe Substanz existieren häufig verschiedene Bezeichnungen oder E-Nummern, oder aber es wird nur die Stoffgruppe, wie z. B. Geschmacksverstärker, angegeben. Aufgrund der uneinheitlichen Kennzeichnungspflicht ist es dem Käufer nicht möglich, sich zurechtzufinden; er befindet sich in einem Irrgarten.

Zu den Zusatzstoffen gehören Konservierungsmittel, Antioxidationsmittel, Farbstoffe, Geschmacksstoffe, Emulgatoren, Dickungsmittel, Süßstoffe und Fruchtbehandlungsmittel, etc.

Die umstrittensten Zusatzstoffe sind die Farbstoffe, die hauptsächlich in Süßwaren und Obstkonserven eingesetzt werden; sie können verschiedene Erkrankungen wie Allergien und Asthma auslösen. Im Grunde sind gerade die Farbstoffe völlig überflüssig;

für ihren Einsatz gibt es keine Notwendigkeit, sie dienen lediglich der Befriedigung unserer übertriebenen kosmetischen und optischen Bedürfnisse.

Die Verwendung von Konservierungsmitteln, die den Verderb von Lebensmitteln verhindern und auch leicht allergische Reaktionen sowie andere gesundheitliche Beeinträchtigungen auslösen können, ist nur da unumgänglich, wo Fertigprodukte den Speiseplan füllen; hier kann leicht durch den Verzehr von frischen Naturprodukten und einem Kühlschrank Abhilfe geschaffen werden. Auf diese Weise werden auch schnell andere Zusatzstoffe, wie beispielsweise die Geschmacksverstärker, unnötig.

In der EG werden neue Stoffe zugelassen und auch wieder solche, die aufgrund ihrer Bedenklichkeit in Deutschland bereits verboten waren, wie beispielsweise der Zusatz von Propionsäure in Brot, das sich im Tierversuch als krebserregend zeigte, oder von dem allergen wirkenden Tartrazin in Süßigkeiten.

Starke gesundheitliche Bedenken ergeben sich aus den folgenden Punkten:

- ✳ Wie bereits erwähnt, werden auch solche Zusatzstoffe in Nahrungsmitteln eingesetzt, die in Versuchen krebserregende und allergene Wirkungen zeigten oder andere Krankheitsbilder verursachten.

- ✳ Selbst minderwertige Ausgangsprodukte können verarbeitet werden, da es möglich ist, Natürlichkeit, Frische, Geschmack und Qualität mit Hilfe von synthetischen Konservierungs-, Farb-, Aromastoffen und Geschmacksverstärkern vorzutäuschen.

- ✳ Das Allergierisiko steigt mit zunehmendem Einsatz von chemischen Zusatzstoffen.

- ✳ Weitestgehend unbekannt sind die Wechselwirkungen der verschiedenen Zusatzstoffe untereinander und im menschlichen Körper.

- ✳ Einige Zusatzstoffe können im Körper nicht über normale Stoffwechselwege abgebaut werden; hier muß die ohnehin schon stark beanspruchte und z.T. geschädigte Leber ran und Mehrarbeit leisten.

Aufgrund der Vielfalt an neuen „Lebensmittel"-Produktions-Techniken werden wir uns schon in naher Zukunft fragen müssen, weshalb fast jede Person auf irgendein „Lebensmittel" allergisch reagiert! Die Antwort ist offenkundig, transparent und einleuchtend und bedarf keiner weiteren Erläuterung.

Ein entscheidendes Problem bei der derzeitigen Verträglichkeit oder Unverträglichkeit von Lebensmitteln stellen sicherlich die Pflanzenschutzmittel dar; durch die Öffnung der EG-Grenzen wird dieses Problem noch verschärft: In Deutschland sind derzeit „nur“ ca. 230 Pestizide zugelassen, EG-weit jedoch rund 600; möglich ist, daß der Einsatz von Pestiziden, auch von bislang verbotenen, wieder aus Gründen der Konkurrenzfähigkeit und Gleichheit ansteigt. Dies bedeutet, daß neben der Giftbelastung der Lebensmittel auch die Wasserqualität abnimmt. Um das Wasser dennoch „genießbar“ zu machen, müssen in der Trinkwasserverordnung die noch erlaubten Höchstmengen für Pestizide erhöht werden. Doch wo führt dieser Weg hin?

Besonders Allergiker benötigen möglichst reines Trinkwasser und ungespritzte Lebensmittel; in der Therapie beobachten wir täglich, daß häufig nicht auf das Lebensmittel selbst, sondern auf die darin enthaltenen giftigen Rückstände mit Unverträglichkeiten oder allergisch reagiert wird.

Spezieller Teil:
Wie funktioniert der überschießende Organismus?

Die Haar-Mineralstoff-Studie

Die Haar-Mineralstoff-Analytik (HMA) eignet sich besonders gut zur Überwachung von chronischen Gewebebelastungen und Gewebemängeln. Im Vergleich zu Blut- und Urinuntersuchungen, deren Ergebnisse von mehreren Faktoren, wie z. B. der Tageszeit oder der momentanen Kost, abhängig sind, sind die HMA-Werte weitaus konstanter und daher genauer. Besonders chronische Überbelastungen mit Aluminium, Blei, Quecksilber und Nickel werden wesentlich leichter erfaßt als mit herkömmlichen Tests; ferner können Störungen im Mineralstoffhaushalt, Stoffwechselschwächen sowie mineralstoffbedingte Immun- und Hormonschwächen erkannt werden.

Ein weiterer Vorteil dieser Methode ist, daß sie für den Patienten schmerzlos ist und daher gerade bei Kindern komplikationslos angewendet werden kann.

Wie sich gezeigt hat, trägt die Normalisierung des gestörten Mineralstoffhaushaltes und die Reduzierung vorhandener Belastungen mit Umweltgiften mit zur Verbesserung und Heilung von allergischen Erkrankungen bei; diese Prozesse werden durch eine tiereiweißfreie Vollwertkost, die zu Beginn als Rohkost verzehrt wird, in Gang gesetzt.

Im folgenden werden kurz die Ergebnisse einer HMA dargestellt, die in der Schwarzwald-Klinik Villingen während des Zeitraums Mai 1987 bis August 1988 bei 182 Patienten durchgeführt wurde:

Die hier untersuchten Patienten zeigten deutliche Störungen im Mineralstoffhaushalt, die auf Eiweißstoffwechselstörungen hinwiesen. Besonders niedrig waren die Kalzium- und Magnesium-Werte (↓), wohingegen die Phosphormengen erhöht waren (↑) (hohe Phosphormengen stören die Kalziumverwertung).

Die Schwermetallbelastung war allgemein erhöht, wenngleich sie keine direkt kritischen Werte aufwies, d. h., es wurden keine Vergiftungen festgestellt. Jedoch sind gerade diverse Schwermetalle, wie Cadmium oder Blei, dafür bekannt, daß sie im Körper Enzyme blockieren; andere Schwermetalle, wie Nickel oder Quecksilber, gelten als direkte Allergieauslöser. Gerade bei Kindern muß von einer hohen Gesamtbelastung mit Schwermetallen gesprochen werden, obwohl sie doch am wenigsten umweltbelastet sein sollten.

Die in der Klinik durchgeführte tiereiweißfreie Ernährungstherapie führte bei den Patienten weitgehend zu einer Normalisierung des Mineralstoffhaushaltes.

Das Abwehrsystem

Das Immunsystem ist das Abwehrsystem des Körpers, das versucht, körperfremde Stoffe zu erkennen und auszuscheiden. Die Hauptaufgabe des Immunsystems ist also die Frage „self or not self", d. h. körpereigen oder körperfremd. Die körpereigene Abwehr besteht aus Milliarden von spezialisierten Zellen und körpereigenen Eiweißstoffen (Antikörper/Immunglobuline), die je nach ihrer Funktion zur spezifischen oder unspezifischen Abwehr gehören.

Bei der spezifischen Abwehr erfolgt die gezielte Bildung von Antikörpern, die auf ganz bestimmte Erreger bzw. Antigene spezialisiert sind; infolge dieser spezifischen Antikörperbildung wird der Körper immun gegenüber verschiedenen Erkrankungen, wie z. B. Masern, Röteln, etc.

Bei der unspezifischen Abwehr werden keine spezifischen Antikörper gebildet; hier zirkulieren im Körper verschiedene Zellen des Immunsystems, auch Freßzellen genannt, die in der Lage sind, körperfremde Stoffe (Antigene; Erreger) direkt zu erkennen und zu vernichten.

Die Rolle der Haut

Die Haut ist das größte und ein sehr komplexes Organ des menschlichen Körpers; sie dient der Abgrenzung zur Außenwelt, als Schutzhülle und spiegelt häufig innere, psychische Zustände wider.

Neuere Untersuchungen zeigen, daß die Haut innerhalb des Immunsystems eine weitaus wichtigere und aktivere Bedeutung hat, als bisher angenommen wurde. Beispielsweise werden in den Oberhautzellen bestimmte Zellen des Immunsystems aktiviert (T-Lymphozyten); andere Oberhautzellen sind in der Lage, Erreger direkt aufzunehmen und dem Immunsystem zuzuführen, so daß eine Antikörperproduktion erfolgen kann. Somit stellen die Oberhautzellen einen ganz wichtigen Teil des Immunsystems dar; die Haut ist direkt am Aufbau der körpereigenen Abwehr mitbeteiligt. Verschiedene Oberhautzellen werden allerdings bei UV-Einstrahlung (Sonnenlicht) geschwächt, das Immunsystem gerät aus seinem Gleichgewicht und die Abwehrleistung wird beeinträchtigt.

Zusammengefaßt läßt sich sagen, daß die Haut und das Immunsystem in gegenseitiger Wechselwirkung und Abhängigkeit zueinander stehen. Ist die Haut geschädigt, wird das Immunsystem geschwächt, und umgekehrt gilt, daß durch ein geschädigtes Immunsystem die Hautfunktionen geschwächt werden. Daraus ergibt sich auch der Zusammenhang zwischen einer Immunschwäche und der Neurodermitis, bei der die Hautgefäßnerven einen Teil der Immunsituation widerspiegeln.

Was belastet unser Abwehrsystem?

Wenn man die vielfältigen möglichen Belastungsfaktoren des Immunsystems berücksichtigt, wird offensichtlich, weshalb Defekte im Immunsystem auftreten können.

Streß	*Geopath. Belastung*	*Infektionen*	*Lebensmittel-zusatzstoffe*
Konflikte Lärm Fernsehen Freizeit	Wasseradern Stromleitungen Magnetfelder Erdstrahlen	Bakterien Viren Pilze	Geschmacks-, Konservie- rungs- u. Farbstoffe
↓	↓	↓	↓
I M M U N S Y S T E M			
↑	↑	↑	↑
Raff. Fette Öle Zucker weiße Mehle tierische Produkte Vitalstoff*- mangel	Gentechn. veränderte Lebensmittel (LM) LM-Bestrahlung Schadstoffe Pestizide, Abgase Petrochemie Farben, Lacke Kunstdünger	Antibiotika Cortison Grippemittel Schmerzmittel	Alkohol Zigaretten Kaffee Tee Kakao
Ernährung	*Umwelt*	*Medikamente*	*Genußgifte*

* Vitalstoffe: Vitamine, Mineralien etc.

Tab. 9: Belastungsfaktoren, die unser Immunsystem ständig verkraften muß (Moll, Spiller 1993)

In bezug auf das Immunsystem stellt die Ernährung einen wichtigen Faktor dar; zum einen muß die Ernährung alle notwendigen Vitalstoffe zum reibungslosen Funktionieren liefern, und zum anderen dienen die mit der Nahrung gelieferten Vitalstoffe und Ballaststoffe auch direkt dazu, Schadstoffe bzw. Körperfremdes aus dem Körper zu befördern; nur so kann die Funktionsfähigkeit des Immunsystems aufrechterhalten bleiben.

Vitamine und Mineralien: Rohstoffe für das Immunsystem

Umweltstreß

Daß die Psyche Auswirkungen auf das Immunsystem hat, ist seit langem bekannt. Die Forschungen der Psycho-Neuro-Immunologie belegen, daß beispielsweise in Streßsituationen Substanzen ausgeschüttet werden, die allergische oder pseudoallergische Reaktionen bedingen. Meistens beobachten wir, daß Trennungssituationen jeder Art wie Abstillen, Scheidungen, Todesfälle etc. Allergien zum Ausbruch bringen. Neurodermitis und Asthma sind wohl die gängigsten Beispiele, bei denen die Psyche oftmals den auslösenden, jedoch nicht den ursächlichen Faktor der Krankheit darstellt. Im Sinne einer ganzheitlichen Therapie müssen diese psychischen Spannungen durch einen erfahrenen Therapeuten aufgearbeitet werden.

Doch neben dem allseits bekannten psychischen Streß existiert noch eine andere Form von Streß, der als oxidativer Streß oder auch Umweltstreß bezeichnet wird. Heute sind eine Reihe von Substanzen bekannt, die entstehen, wenn beispielsweise Auto- und Industrieabgase die Luft verpesten, Chemikalien unsere Haut- und Schleimhäute reizen oder radioaktive und elektromagnetische Strahlungen das Waldsterben mitbedingen und das Immunsystem schwächen.

Das Stichwort heißt „freie Radikale*[10]", die auch Oxidantien genannt werden. Oxidantien sind sehr energiereiche Moleküle, die im Körper mit allen möglichen Stoffen reagieren, diese angreifen und zerstören. Abb. 4 zeigt, durch welche umweltbelastenden Faktoren Oxidantien entstehen, und wie durch eine geringe Zufuhr von ihren Gegenspielern, den Antioxidantien*, letzten Endes das Immunsystem geschwächt wird.

---

[10] _Freie Radikale:_ Atomgruppen, die ungepaarte, freie Elektronen aufweisen, wodurch sie sehr instabil und kurzlebig sind; daher reagieren sie sehr schnell mit Stoffen, die Doppelbindungen besitzen, wodurch Kettenreaktionen entstehen. Im Körper müssen beispielsweise die ungesättigten Fettsäuren durch sog. Antioxidantien vor Angriffen der Radikale geschützt werden, da sie sonst zerstört und Folgeschäden auftreten würden.

Schadstoffe im Organismus

FEHLERNÄHRUNG

- hoher Fleisch-, Fett-, Fischkonsum
- Röstprodukte
- Zucker, raffinierte Fette
- Nitrosaminverbindungen
- Tabak-, Alkoholgenuß
- Mangel an Vitaminen, Mineralien, Ballaststoffen
- Streß, wenig Bewegung etc.

UMWELTBELASTUNG

- Chemikalien
- Radioaktive, elektromagnetische Strahlung
- Pflanzenbehandlungsmittel
- Arzneimittelrückstände
- Umweltgifte; Formaldehyd, Schwermetalle u. a.
- ungesunde Lebensweise

↓ ↓ ↓ ↓ ↓

zu wenig Antioxidantien	zu viele Oxidantien

↓ ↓

Oxidativer Streß

↓

körpereigene Schutzsysteme funktionieren *unzureichend*

↓

Zell- und Gewebeschäden

↓

schleichende Veränderungen; unspezifische Symptome, z. B. Atembeschwerden, Kopfschmerzen, Müdigkeit, Depressionen

↓

chronische Erkrankung,
z. B. Allergien, Krebs

Abb. 4: Schleichende Vergiftungen durch Umweltbelastungen und Fehlernährung (Moll, Spiller, 1993)

Es sind in der Regel 3 große Gruppen für das vermehrte Auftreten dieser reaktiven, energiereichen Teilchen verantwortlich, die unser Immunsystem schwächen.

Seit Mitte des Jahrhunderts wirken verstärkt *chronisch latente Belastungsfaktoren* auf den Organismus ein, die entweder freie Radikale bilden oder aber Antioxidantien* in ihrer Wirkung hemmen können:

1. Die Ernährung weist einen höheren Konsum veredelter, präparierter und konservierter Produkte auf, mit einem gleichzeitigen Rückgang an naturbelassenen, vollwertigen Lebensmitteln und damit an Mikronährstoffen und Ballaststoffen.
2. Die Konsequenz der zunehmenden Umweltverschmutzung ist, daß die verschiedenen Umweltgifte durch Nahrung, Luft und Haut vermehrt in den Organismus gelangen, woraufhin dort die gefährlichen freien Radikale entstehen und in und an den Zellen etc. große Schäden anrichten können.
3. Der Alkohol-, Tabak- und Medikamentenkonsum ist gestiegen (→ Entstehung von freien Radikalen ...).

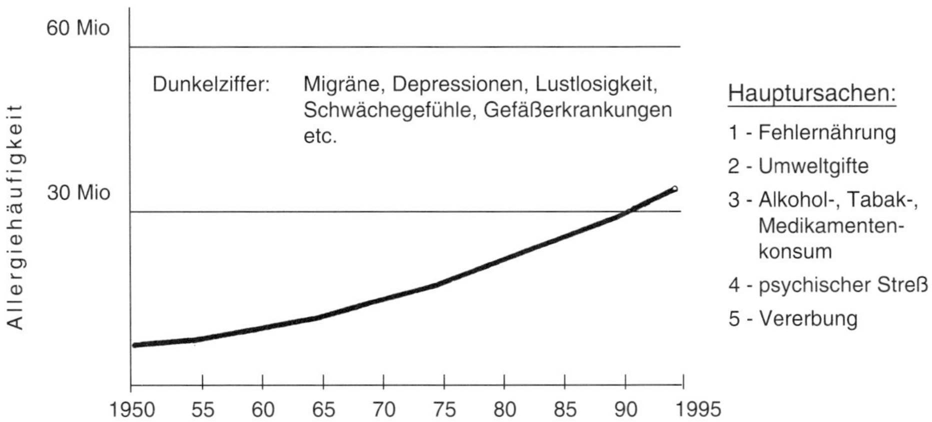

Abb. 5: Zusammenhang zwischen Belastungsfaktoren und der Allergiehäufigkeit (Moll, Spiller, 1993)

Abb. 5 zeigt auf, daß seit den 50er Jahren die 3 genannten Faktoren permanent zugenommen haben und in Zusammenhang damit die Anzahl an chronischen Erkrankungen, wie beispielsweise Allergien und auch Krebs. Wirken dann noch psychische Streßsituationen auf einen allergisch veranlagten Organismus ein, können die Körperfunktionen nicht mehr aufrechterhalten werden; es entstehen vielfältige Störungen.

Normalerweise stellen Oxidantien/freie Radikale keine Gefahr für den Organismus dar. Der menschliche Körper besitzt verschiedene Schutzsysteme, um freie Radikale abzuwehren; diese Systeme bestehen aus den Vitaminen C und E, Beta-Carotin sowie aus bestimmten schützenden Enzymen (Katalasen, Glutathion-Peroxidase, Superoxid-Dismutase).

*Antioxidantien** sind Verbindungen, die in Lebensmitteln und im Körper die Entstehung von schädlichen und gefährlichen Kettenreaktionen verhindern (Oxidationen; Radikalreaktionen*); dabei fangen sie die schädlichen Oxidantien ab, die für die Kettenreaktionen verantwortlich sind. Auch bereits begonnene Kettenreaktionen können sie abbrechen. Im Organismus besteht normalerweise ein Gleichgewicht zwischen den Oxidantien und Antioxidantien; falls sich jedoch ein Ungleichgewicht einstellt, können die freien Radikale Kettenreaktionen auslösen, in deren Verlauf Zellwände und andere Zellbestandteile, wie z. B. Enzyme oder die Erbinformation, geschädigt, Entzündungsreaktionen in Gang gesetzt und das Immunsystem geschwächt werden.

Im weiteren Verlauf von Kettenreaktionen gelangt auch vermehrt Kalzium ins Zellinnere, und als zusätzliche Endprodukte entstehen Prostaglandine*; und Leukotriene*. Gerade diese Endprodukte sind Vermittler bzw. Zwischensubstanzen (Mediatoren) der allergischen Reaktion und rufen Unverträglichkeiten hervor.

Freie Radikale können zudem die Zellwand von Immunzellen zerstören, so daß die Antigenerkennung und -präsentation beeinträchtigt werden. Die verschiedenen Immunzellen können bei einer geschädigten Zellwand selbst harmlose Antigene als fremd erkennen und zu überschießenden Antikörperproduktionen und somit zu (pseudo-)allergischen Reaktionen veranlaßt werden.

Ferner können freie Radikale Struktur- und Funktionsveränderungen bei Eiweißkörpern hervorrufen, so daß Antikörper, Enzyme und andere Eiweißstoffe ihre Funktionen nicht mehr ausführen können. Die Auswirkungen der daraus resultierenden Fehlregulation sind nicht vorherzusehen; sicher scheint jedoch, daß die Immunregulation und Immunfunktionsfähigkeit herabgesetzt sind.

Wirkungen freier Radikale	*Folgen für den Organismus*
1. Zerstörung der Zellwände	1. Antigene können nicht erkannt, präsentiert und vernichtet werden; pseudoallergische Reaktionen entstehen
2. Auslösen von langen Kettenreaktionen	2. Mediatoren* der allergischen Reaktionen wie Prostaglandine und Leukotriene entstehen
3. Blockierung von (lebenswichtigen) Enzymen	3. Stoffwechselblockaden, Fehlfunktionen im Eiweiß-, Fett- und Kohlenhydrat-Stoffwechsel, Gewebeübersäuerung, Anreicherung von Schadstoffen
4. Zerstörung von Eiweißstrukturen	4 . Zerstörung von Erbsubstanz, Bildung krebserregender Stoffe, „Weitergabe" der Erbschäden an kommende Generationen/Fehlinformationen

* Mediatoren = Vermittler, Zwischensubstanzen

Tab. 10: Wirkungen freier Radikale und ihre Folgen für den Organismus (Moll, Spiller, 1993)

Die Kombination von jahrzehntelanger Fehlernährung und Umweltbelastungen sind es, die unser Immunsystem zu Fehlfunktionen veranlassen. Wir essen zu wenig unerhitzte, pflanzliche Lebensmittel und damit zu wenig Vitamine und Mineralien, die die Oxidantien im Körper abfangen. Doch die sogenannten Antioxidantien und generell alle Vitamine und Mineralien haben neben dem Abfangen von Oxidantien noch andere wichtige biochemische Funktionen zu erfüllen, so daß ihre Zufuhr durch eine frischkostbetonte Vollwertkost dringlicher denn je ist.

Bedeutung der Mikronährstoffe

Die Bedeutung einer naturbelassenen, frischkostreichen Ernährung für das Immunsystem konnte durch vielfältige Studien am Tier und am Menschen belegt werden. Zudem zeigen die Erfahrungen von Bircher-Benner, Kollath, Schnitzer, Bruker und Spiller, daß durch eine pflanzliche Ernährung viele Stoffwechselstörungen geheilt werden können.

Die hervorragenden Wirkungen einer frischen, tiereiweißfreien Vollwertkost auf das Immunsystem sind auf unterschiedliche Einflüsse zurückzuführen, wobei insbesondere die Wirkungen der Mikronährstoffe* und Ballaststoffe* auf das Immunsystem hervorzuheben sind.

Voraussetzung für ein optimal funktionierendes Immunsystem ist eine ausreichende Versorgung der Zellen mit Sauerstoff. Eine defekte Zellatmung unterbindet wichtige Aufbau- bzw. Syntheseleistungen, wie beispielsweise Eiweißsynthesen, Hormonproduktionen, die Stoffwechselentgiftung und die Energiegewinnung.

Das Immunsystem entwickelt sich ständig weiter, wobei Schäden der Erbinformation an die nächste Generation weitergegeben werden. Eine jahrzehntelange Fehlernährung sowie die diversen Umweltbelastungen stellen unter anderem den ursächlichen Erbfaktor für allergische Erkrankungen dar.

Ist eine optimale Enzymfunktion gegeben, wird eine Verbesserung der Stoffwechselleistungen erreicht, und dadurch werden die notwendigen Voraussetzungen für das Funktionieren des Immunsystems geschaffen. Das Immunsystem kann die wichtigen Eiweißmoleküle aufbauen und seine Erkennungs- und Regulationsfähigkeit aufrechterhalten. Eine gute Sauerstoffversorgung der Zellen schützt vor Entzündungen und leitet Revitalisierungsvorgänge*[11] ein. Beim Erreichen eines Gleichgewichtszustandes zwischen den Stoffwechsel-, Entgiftungs- und Immunfunktionen setzt bei allergischen Erkrankungen der Heilungsprozeß ein.

Heute weiß man, daß Mikronährstoffe* wie Vitamine, Mineralien und Spurenelemente unerläßlich für einen reibungslos funktionierenden Stoffwechsel sind. Die Mikronährstoffe sind weder chemisch noch funktionell identisch, so daß sie im Körper untereinander nicht austauschbar sind; sie sind die „Zündstoffe des Lebens“, ohne sie „läuft nichts“. Zudem weisen viele Mikronährstoffe untereinander synergistische Effekte auf, d. h., daß sie sich in ihren Wirkungen gegenseitig unterstützen, wobei ihre gesamte Wirkung erhöht oder optimiert wird;

[11]Revitalisierung: Wiederherstellung von lebensfähigen, funktionstüchtigen Zellen oder Organismen.

beispielsweise stabilisiert das antioxidativ wirkende Vitamin E das licht- und sauerstoffempfindliche Vitamin A.

Die Mikronährstoffe sind unter anderem wirksame Bestandteile von Enzymen, ermöglichen Stoffwechselreaktionen und als Immunregulatoren haben sie direkten Einfluß auf viele wichtige immunologische Reaktionen.

Neben ihrer Funktion als Stoffwechsel- oder Immunregulatoren haben Mikronährstoffe direkte Auswirkungen auf antioxidative Schutzsysteme und damit auf allergische Reaktionen.

Untersuchungen an Tieren und am Menschen auf verschiedene Parameter des Immunsystems haben gezeigt, daß sowohl Über- als auch Unterversorgungen mit Mikronährstoffen zur Unterdrückung von wichtigen Immunreaktionen führen können.

Daß durch die heutige Zivilisationskost für viele Mikronährstoffe keine optimale Zufuhr gewährleistet ist, wird unter anderem durch den Ernährungsbericht von 1992 belegt. Er weist auf eine chronische Unterversorgung bei bestimmten Bevölkerungsgruppen an den Vitaminen A, E, D, C, B1, B6 und Folsäure sowie an den Mineralien Eisen, Kalzium, Zink, Jod und z. T. auch Selen hin.

Giftstoffe gelangen durch Nahrung, Wasser, Luft und Hautkontakt in den Organismus und reichern sich dort an. Die Umweltgifte können Haut und Schleimhäute leicht durchdringen und die Zellen des Immunsystems schädigen.

Problematisch bei diesen krankheitserregenden Umweltgiften (Noxen) ist ihr langandauernder Kontakt. Verschiedene Wissenschaftler nennen diese Erscheinung „Mikrotoxizität" und verstehen darunter die in geringen Mengen wirkenden Umweltgifte, die durch ihre Anhäufung im Körpergewebe krankhafte Prozesse hervorrufen können. Die als Gifte wirkenden Stoffe lagern sich im Zwischenzellgewebe und zudem in Enzymsystemen ein und können diese hemmen.

Neben der allgemeinen Umweltbelastung und der landwirtschaftlichen Intensivnutzung der Böden, die eine hohe Behandlung mit Pestiziden und Düngemitteln nach sich zieht, müssen nun auch bestrahlte und gentechnisch manipulierte Produkte berücksichtigt werden (durch die Öffnung der EG-Grenzen). Chemische Schadstoffe können im Stoffwechsel beispielsweise in Form von Giften, Krebserregern, Allergenen oder Substanzen, die die Erbinformation schädigen und verändern, das Immunsystem beeinträchtigen.

Verschiedene Mikronährstoffe haben neben ihrer Antioxidansfunktion zudem wichtige Aufgaben bei der *Entgiftung* und *Ausscheidung von Schadstoffen,* wie beispielsweise bei Blei und Quecksilber die Vitamine C und E sowie Zink (Cadmium: Vitamin C, B6, Zink, Selen u. a.). Vitamin C beeinflußt z. B. die Resorption der Schwermetalle Blei, Quecksilber, Cadmium und Strontium; zudem wird die Ausscheidung der Schwermetalle beschleunigt. Diese Annahmen werden auch durch die Ergebnisse der Haarmineralanalysen bei Allergikern von Blaurock-Busch und Spiller bestätigt: Beim überwiegenden Teil der Probanden gingen die anfangs hohen Werte in den Normbereich zurück, nachdem eine tiereiweißfreie Vollwertkost – die einen sehr hohen Gehalt an den Vitaminen C und E aufweist – durchgeführt wurde. Demnach ist die Reduzierung der Giftbelastungen durch eine tiereiweißfreie Vollwertkost möglich und während einer Therapie sinnvoll bzw. angebracht.

Um die Immunfunktionen optimal aufrechtzuerhalten, ist also eine ausreichende Versorgung mit Mikronährstoffen unerläßlich. Falls jedoch die Regulations- und Entgiftungsfähigkeit des Organismus durch einen Mikronährstoffmangel und eine erhöhte Aufnahme von Umweltschadstoffen versagt, treten neben Enzymstörungen Veränderungen an den Zellwänden auf, wodurch langfristig pseudoallergische oder allergische Reaktionen entstehen können.

Untersuchungen durch Haarmineralanalysen von Blaurock-Busch und Spiller zeigen, daß Atopiker*[12] deutliche Defizite im Mineralstoffhaushalt aufweisen. Durch die Haarmineralanalysen können chronische Gewebeüberlastungen und Mängel aufgezeigt werden. Bei den Untersuchungen waren Störungen im Kalzium- (↓), Magnesium- (↓) und Phosphorhaushalt (↑) auffallend, ebenso wie hohe Schadstoffbelastungen bei Kindern.

Die eingesetzte tiereiweißfreie Ernährung führte bei den oben aufgeführten Testpersonen zu einer weitgehenden Normalisierung des Mineralienhaushaltes. Dies läßt sich zum einen durch den Verzicht auf tierische Produkte erklären, wodurch eine bessere Nährstoffaufnahme in den Körper erfolgt; zum anderen werden dem Körper durch den Verzicht auf limonadenhaltige Getränke keine hohen Mengen an Phosphorsäure zugeführt. Die zudem hohe Aufnahme von Vitaminen fördert die Ausscheidung von Schwermetallen.

Die Vitamine

Im folgenden sollen kurz wichtige Funktionen und eventuelle Besonderheiten einiger Vitamine und Spurenelemente aufgezeigt werden.

---

[12] *Atopiker:* Personen, die sich in einem Überempfindlichkeitszustand der Allergie vom Soforttyp befinden; die Bereitschaft dazu ist erblich bedingt und die Symptome treten lokalisiert auf, wie z. B. beim Heuschnupfen oder beim Asthma bronchiale.

Vitamin A (Retinole)

Vitamin A ist für das Wachstum und die Entwicklung notwendig und unterstützt die Schutzfunktionen von Haut und Schleimhäuten, wobei eine seiner wichtigsten Aufgaben die Unterstützung der Widerstandskraft ist. Bei einem Vitamin-A-Mangel werden Teile des Immunsystems geschwächt und es treten Schäden an der äußeren Haut und Schleimhaut auf (Nasen, Rachen, Bronchien, Mund-Magen-Darm-Kanal, etc.)

Blutuntersuchungen bei Allergikern zeigen, daß diese niedrige Vitamin-A-Serumkonzentrationen aufweisen.

Vitamin E (Tocopherole)

Vitamin E wird unter anderem in die Zellwände eingelagert und schützt aufgrund seiner Wirkung als Antioxidans die Zellen vor den Angriffen von Oxidantien / aggressiven freien Radikalen. Zudem reguliert es die Freisetzung von Entzündungsvermittlern (-mediatoren), wie z. B. Prostaglandinen* und Leukotrienen*, und hat direkten Einfluß auf allergische oder pseudoallergische Reaktionen. Ferner übernimmt es Funktionen innerhalb des Immunsystems und hat Einfluß auf verschiedene Abwehrmechanismen.

Vitamin C (Ascorbinsäure)

Eine Hauptaufgabe des Vitamin C besteht in der Erhaltung der Widerstandskraft gegen Infektionen. Dabei hat es, wenn es in ausreichenden Mengen im Körper vorhanden ist, einen wesentlichen Einfluß auf Entzündungsreaktionen und führt dazu, daß schädliche Antigene durch das Immunsystem in größeren Mengen vernichtet werden können.

Eine Form des Vitamin C (L-Ascorbinsäure) greift zudem in den Abbau und die Ausscheidung von Histamin ein und kann als natürlicher Gegenspieler des Histamins angesehen werden. Bei einem Vitamin-C-Mangel konnten erhöhte Histaminkonzentrationen im Blut nachgewiesen werden.

In Versuchen konnten bei Heuschnupfenpatienten und Personen mit rheumatoider Arthritis eine verringerte Infektionsabwehr und eine steigende Histaminkonzentration festgestellt werden; durch Vitamin-C-Gaben konnte die Funktionsfähigkeit der Abwehrmechanismen wieder hergestellt werden.

ß-Carotin (Carotine)

ß-Carotin stellt einen für den Organismus essentiellen Mikronährstoff dar, der die Vitamin-A-Versorgung sicherstellen kann. Es wirkt wie die Vitamine C und E als Antioxidans und kann somit gefährliche freie Radikale abfangen sowie schädliche Kettenreaktionen verhindern und dadurch die Zelle zusammen mit anderen antioxidativ wirkenden Mikronährstoffen* vor Oxidationsschäden schützen.

Anzunehmen ist, daß der ß-Carotin-Bedarf bei Entzündungen erhöht ist, da unter anderem bei Allergikern festgestellt wurde, daß ihre ß-Carotin-Blutwerte bei Entzündungsreaktionen sanken.

Die B-Vitamine

Zu der Gruppe der B-Vitamine gehören einige unterschiedliche Vitamine, wie beispielsweise Thiamin (B1), Riboflavin (B2), Pyridoxin (B6), Cobalamin (B12), Niacin, Pantothensäure und Folsäure.

Den B-Vitaminen ist gemeinsam, das sie Bestandteile des Enzymsystems sind. Enzyme sind Eiweißstoffe und katalysieren[13] alle Stoffwechselreaktionen im Körper. Ob eine Reaktion im Körper abläuft oder nicht hängt also von dem Vorhandensein der jeweiligen, für diese Reaktion spezifischen Enzyme und Coenzyme ab, und damit also von den Vitaminen und Spurenelementen (Schlüssel-Schloß-Prinzip).

Die B-Vitamine beeinflussen als Bestandteil von Enzymen den Abbau der Kohlenhydrate, Fette und Eiweißstoffe. Jedem einzelnen B-Vitamin kommt dabei eine spezielle biologische Bedeutung zu. Außer den Vitamin-*B12*-abhängigen Enzymen katalysieren die übrigen Vitamin-B-abhängigen Enzyme ähnliche Stoffwechselschritte.

Um einen reibungslosen Zwischenstoffwechsel zu ermöglichen, ist eine ausreichende Versorgung mit *allen* B-Vitaminen unbedingt erforderlich. Durch den Mangel an nur einem B-Vitamin werden auch die Funktionen anderer B-Vitamine beeinträchtigt bzw. gestört; d. h. insgesamt müssen die B-Vitamine als eine *Funktionseinheit* betrachtet werden.

Über die Bedeutung der B-Vitamine für die Prophylaxe und Therapie von allergischen Erkrankungen liegen nur wenige gesicherte Daten vor. Sicher ist jedoch, daß eine mangelnde Vitaminzufuhr zu Anhäufungen von Stoffwechselzwischenprodukten führt, die wiederum Beeinträchtigungen im Stoffwechsel und im Immunsystem nach sich ziehen. Demgegenüber ist aus Untersuchungen bekannt, daß die B-Vitamine bei höheren Dosierungen für den Abtransport der anfallenden Säuren im Zwischenzellgewebe verantwortlich sind. Sie unterstützen somit die Entgiftung des Körpers und befreien ihn von anfallenden Säuren.

Über keine andere Kostform als über die Zufuhr von Getreide und Gemüse sowie Salaten können ausreichende Mengen an B-Vitaminen zugeführt werden. Im folgenden werden die Wirkungen einiger B-Vitamine kurz aufgezeigt.

---

[13] Katalyse: Herbeiführung, Verlangsamung oder *Beschleunigung* von chemischen Reaktionen.

Vitamin B1 (Thiamin)

Beim Vitamin-B1-Mangel ist der Glukoseabbau verlangsamt. Alle von uns aufgenommenen Kohlenhydrate werden im Darm zu Glukose abgebaut und von dort ins Blut abgegeben; danach werden sie durch das Insulin zu den Zellen transportiert und zur Energiegewinnung in den Zellen weiter abgebaut bzw. verstoffwechselt. Für diesen Abbau ist unter anderem das Vitamin B1 zuständig. Falls dieser Abbau infolge eines Vitamin-B1-Mangels nicht reibungslos abläuft, entstehen hohe Mengen an Zwischenprodukten, wie beispielsweise die Brenztraubensäure und die Milchsäure. Untersuchungen an Krebspatienten zeigen, daß hohe Vitamin-B1-Gaben hohe Milchsäurespiegel abbauen konnten und eine Hemmung des Krebswachstums erreicht wurde. Vitamin B1 ist somit für den Abtransport von Säuren im Zwischenzellgewebe verantwortlich und verhindert bei ausreichender Zufuhr, daß sich störende Säuren im Zwischenzellgewebe ablagern.

Vitamin B1 ist in ausreichenden Mengen in Vollwertgetreideprodukten vorhanden, zudem in Gemüse und Salaten.

Der Ernährungsbericht von 1992 belegt, daß verschiedene Bevölkerungsgruppen mit Vitamin B1 chronisch unterversorgt sind. Dies ist sicherlich auf den geringen Verzehr an Vollwertprodukten und Frischkost zurückzuführen.

Die folgende Aufzählung zeigt sehr schön, welche nachteiligen Auswirkungen auf den gesamten Stoffwechsel bei einem Vitamin-B1-Mangel entstehen (entnommen aus Spiller: Neurodermitis – Krankheit ohne Ausweg).

- Verminderter Abbau von Brenztraubensäure in der Zelle → Anstieg der Milchsäurekonzentration im Blut und Gewebe;
- Anstieg der Brenztraubensäure in Gehirn und Herz. Der Abbau der Brenztraubensäure ist jedoch Voraussetzung für die Bildung der Zitronensäure, so daß der Zitronensäurestoffwechsel gestört wird;
- bei einem Vitamin-B1-Mangel vermag die Leber kein Glykogen zu speichern (Reservekohlenhydrat) → „Energiemangel";
- Störungen des Nukleotidstoffwechsels (Bausteine der Erbsubstanz);
- Störungen des Eiweißstoffwechsels; unter anderem baut Vitamin B1 Histidin ab; Histidin ist die Vorstufe von Histamin, dem Gewebshormon, das mitverantwortlich für den Juckreiz ist;
- Störungen des Purinstoffwechsels → u. a. Bildung von Harnsäurekristallen, wodurch Gicht begünstigt wird;
- Bradykardie = langsame Herzschlagfolge, Frühsymptom des B1-Mangels;
- Fettresorptionsstörungen, da Vitamin B1 mit am Fettsäuren-Aufbau beteiligt ist;
- Appetitmangel aufgrund unzureichender Bildung von Magensäure;
- Störungen im hormonellen Bereich, z. B. Anhäufung von östrogenen Hormonen, was zur Folge hat: Zwischenblutungen, Spannungen in der Brust, Atrophie* der Eierstöcke oder Hoden, Überfunktion des Hypophysenvorderlappens, u. a.;
- Störungen im Bereich der Nebennierenrinde;
- Störungen im Bereich der Schilddrüsenhormone;
- Entzündungen der Darmschleimhaut, Gehirnerkrankungen, Gefäßerkrankungen, Blutungen, Ödeme, Hypoproteinämie, Magengeschwüre, Polyarthritis, Polyneuritis; vegetative Störungen, z. B. Müdigkeit, Schlappheit, Leistungsschwäche, depressive Verstimmungen, Kopfschmerzen usw.

Tab. 11: Auswirkungen eines Thiamin-Mangels (Quelle: Spiller: Neurodermitis – Krankheit ohne Ausweg, 1987 S. 28 ff.; Leitzmann: Ernährung des Menschen, 1990, S. 279)

Vitamin B2 (Riboflavin)

Vitamin B2 ist in ausreichenden Mengen in Obst und Gemüse vertreten. Seine wichtigste Funktion ist die Beteiligung an der Atmungskette in den Zellen (Zellatmung); die Atmungskette ist ein Elektronentransportsystem, bei dem Wasserstoff auf Sauerstoff übertragen und letzten Endes Wasser frei wird.

Ein Vitamin-B2-Mangel führt unter anderem zu Wachstumsstörungen, Haut- und Schleimhautentzündungen sowie zu Rissen in der Schleimhaut.

Vitamin B6 (Pyridoxin)

Vitamin B6 beeinflußt die Zellteilung sowie die Zelldifferenzierung, die Antikörperbildung, die Aktivität zahlreicher Enzyme, den Aminosäure- und den Eiweißstoffwechsel.

Speziell bei Allergikern lassen überschießende allergische Reaktionen auf eine Störung des Aminosäure- bzw. Eiweißstoffwechsels schließen, da Antikörper aus Eiweißbestandteilen aufgebaut sind. Eine ausreichende Vitamin-B6-Zufuhr ist demnach für einen reibungslos funktionierenden Aminosäurestoffwechsel und eine geregelte Antikörperproduktion notwendig.

Bei Tumorpatienten wurden bei hohen Vitamin-B6-Gaben positive Wirkungen auf den Leberstoffwechsel beobachtet; somit könnte die Entgiftungsfähigkeit der Leber bei einer ausreichenden Vitamin-B6-Zufuhr optimal gewährleistet sein.

Zusammen mit Zink und Magnesium ist Vitamin B6 Bestandteil des Enzyms Delta-6-Desaturase, das die Umwandlung von Linolsäure zu Gamma-Linolensäure bzw. Dihomogammalinolensäure katalysiert (wichtige Fettsäuren); speziell bei Neurodermitikern kann dieses Umwandlungssystem blockiert oder zumindest vermindert aktiv sein, was auf eine unzureichende Zufuhr von Vitamin B6, Zink und Magnesium zurückgeführt werden kann. Die Dihomogammalinolensäuren sind wichtige Vorläufer der Prostaglandine*, welche bei vielfältigen Stoffwechselreaktionen regulative Funktionen haben, unter anderem im Immunsystem sowie bei Entzündungen und allergischen Reaktionen; andererseits rufen Prostaglandine unter bestimmten Voraussetzungen die pseudoallergischen Reaktionen und die unspezifischen Symptome wie Rötung, Juckreiz und Schwellung hervor.

Vitamin B12 (Cobalamin)

Vitamin B12 ist das Vitamin, das gerade bei Vegetariern* und besonders bei Veganern* als kritischer Nährstoff betrachtet wird, da es angeblich nur in tierischen Produkten in ausreichenden Mengen vorhanden ist. Tatsächlich kann dieses Vitamin nur von Mikroorganismen / Bakterien gebildet werden, die z. B. im Darm von Tieren leben; aber auch im Boden lebende Mikroorganismen produzieren Vitamin B12, das dann über die Wurzel in die Pflanze gelangt. Um ihren Bedarf an Vitamin B12 zu decken, verzehren Vegetarier und Veganer milchsaures Gemüse und Keimlinge, die Mikroorganismen und somit Vitamin B12 enthalten. Zudem erfolgt möglicherweise die Bedarfsdeckung auch durch Darmbakterien, die Vitamin B12 produzieren; inwieweit das produzierte Vitamin B12 auch resorbiert werden kann, ist unklar.

Untersuchungen an der Uni Gießen zeigen, daß Veganer zwar niedrige Serum-Vitamin-B12-Spiegel haben, jedoch keine klinischen Mangel-Symptome aufweisen. Bei Veganern muß demnach - neben der geringen Aufnahme an Vitamin B12 durch Wurzelgemüse, Keimlinge, Algen, milchsaures Gemüse, milchsauer vergorene Säfte und andere fermentierte Produkte – der geringe Bedarf pro Tag

(1–3 µg/d), die Produktion von Vitamin B12 durch Bakterien im Darm und die lange Speicherung in den Depots mitberücksichtigt werden.

Im Körper wird Vitamin B12 für die Umwandlung verschiedener Amino- und Fettsäuren benötigt; ferner ist es zusammen mit der Folsäure, die durch Vitamin B12 aktiviert wird, für die Blutbildung notwendig.

Eine Folge des Vitamin-B12-Mangels ist die perniziöse Anämie; unter anderem tritt diese Anämie bei Magenkrebs oder Magenresektionen (-entfernung) auf, da der für die Vitamin-B12-Resorption notwendige Intrinsic-Faktor nicht mehr im Magen gebildet werden kann. Der Intrinsic-Faktor ist notwendig, um Vitamin B12 durch die Darmwand ins Blut aufzunehmen.

Fleischesser bzw. Personen, die sich nach der sogenannten Zivilisationskost ernähren, erkranken häufiger an Anämien als Vegetarier oder Veganer, obwohl Vitamin B12 fast ausschließlich in größeren Mengen nur in tierischen Produkten enthalten ist; Gründe für die Anämiehäufigkeit bei Fleischessern können sein: hoher Verzehr von Weißmehlprodukten, geringe Aufnahme von Folsäure und Eisen (!); diese Faktoren begünstigen eine Anämie, zudem liegen bei Personen mit Anämie meist zahlreiche Resorptionsprobleme vor – aufgrund ihrer Kostform.

Die Speicherung von Vitamin B12 erfolgt in verschiedenen Körperdepots, vor allem in der Leber. Ein gesunder Organismus ist in der Lage, 3 – 5 Jahre lang ohne Anzeichen eines Vitamin-B12-Mangels zu leben, selbst wenn in dieser Zeit keinerlei Vitamin B12 aufgenommen wird.

Niacin

Niacin ist für die Zelldifferenzierung und die zelluläre Abwehr verantwortlich; ferner erweitert es die Blutgefäße, wodurch der Austausch zwischen Gewebe und Zellen gefördert wird; tierisches Eiweiß hingegen verdickt die Blutgefäßwände. Niacin ist demnach für die Zellversorgung und für den Abtransport von Zwischenprodukten aus dem Zellstoffwechsel nützlich. Für den körpereigenen Aufbau von Niacin aus der Aminosäure Tryphtophan ist Vitamin B6 notwendig.

Bei Niacinmangel können Störungen der Haut und Schleimhäute auftreten, beispielsweise Magen-Darm-Störungen mit chronischen Entzündungen.

Pantothensäure

Die Pantothensäure hat als sogenanntes Coenzym A eine zentrale Rolle im Stoffwechsel; sie kommt in allen Zellen vor und ist unter anderem am Fett-, Kohlenhydrat- und Eiweißstoffwechsel beteiligt. Ein Pantothensäuremangel führt zu Veränderungen in allen Zellen und äußert sich in einer erhöhten Infektanfälligkeit, in Nervenstörungen („Anti-Streß-Vitamin"), Magen-Darm-Problemen, Müdigkeit und Wachstumsstörungen. Da dieses Vitamin in unterschiedlichen Mengen in allen Lebensmitteln vorkommt, sind Mangelerscheinungen recht selten; jedoch können latente Unterversorgungen bei der heutigen Zivilisationskost häufiger auftreten. In größeren Mengen ist Pantothensäure in Hülsenfrüchten, Vollkornprodukten, Nüssen und Gemüse enthalten, wobei das Vitamin durch Erhitzungsprozesse zum Teil zerstört wird.

Folsäure

Folsäure ist in einigen ihrer Funktionen eng mit dem Vitamin B12 verbunden und ist mit ihm zusammen für die Blutbildung notwendig – neben dem Eisen. Besonders bei Schwangeren treten Anämien aufgrund eines Folsäuremangels häufig auf.

Neben der Blutbildung hat dieses Vitamin noch eine wichtige Funktion für den Aufbau und die Erhaltung der Erbsubstanz.

In den zivilisierten Ländern ist die Folsäure jenes Vitamin, bei dem Unterversorgungen mit am weitesten verbreitet sind *(höchste Mangelinzidenz!);* ein Mangel, der zudem durch die Einnahme verschiedener Medikamente und der „Pille" verursacht oder verstärkt werden kann, führt zu Blutkrankheiten, Schleimhautveränderungen im Mund-Magen-Darm-Bereich, Hautentzündungen, Wachstumsstörungen und einer verminderten Antikörperproduktion.

In größeren Mengen ist das Vitamin in Blattgemüse und anderem grünen Gemüse, in Hülsenfrüchten und Petersilie enthalten; durch Kochprozesse werden bis zu 95% der Folsäure zerstört.

Die Spurenelemente

Spurenelemente sind Bestandteile von verschiedenen Bausteinen (Molekülen) des Körpers, wie z. B Enzymen und Hormonen, oder treten mit diesen in Wechselwirkung. Dabei hat jedes Spurenelement ganz bestimmte Aufgaben im Organismus.

Einige Spurenelemente wirken, in Enzyme eingebaut, ebenfalls als Antioxidantien*, die freie Radikale* und Peroxide*[14] in der Zellflüssigkeit unschädlich machen, und schützen auf diese Weise vor Schäden (wichtige Vertreter: die *selen*haltige Glutathion-Peroxidase, die *zink-* und *kupfer*haltigen Superoxiddismutasen).

[14] Peroxide: Verbindungen von Metallen oder Radikalen mit der zweiwertigen Sauerstoff- bzw. Peroxygruppe -O-O-; sie führen zur Zerstörung von Zellwänden und -bestandteilen; Peroxidasen und Antioxidantien können dies verhindern (z. B. Vit. E).

Selen

Selen regt die Antikörperproduktion an und verstärkt die Immunabwehr; es ist Teil des antioxidativen Schutzsystems und bietet zusammen mit Vitamin E einen optimalen Schutz für die Zellwände.

Ein Selenmangel setzt die Fähigkeit der Zelle herab, Krankheitserreger bzw. Pathogene* zu bekämpfen. Peroxide und freie Radikale können nicht neutralisiert werden und können die Zellwände sowie andere Zellbestandteile erheblich schädigen.

Zink

Zink übt unter anderem Schutz- und Kontrollfunktionen an den Zellwänden aus; es unterstützt und verstärkt die Immunität, indem es bei spezifischen und unspezifischen Abwehrmechanismen regulierend einwirkt.

Zink hat Einfluß auf die Antikörperproduktion und auf Vorgänge, bei denen jene Abwehrzellen gebildet werden, die harmlose von körperfremden Antigenen unterscheiden können.

Bei einem chronischen Zinkmangel entstehen z.T. funktionsuntüchtige Abwehrzellen. Hieraus kann unter anderem eine fehlerhafte Abwehr resultieren, wobei die Folgen dieses Mangels dann als verursachender Erbfaktor an die kommende Generation weitergegeben werden können.

Zink fungiert in der Mastzelle* als Gegenspieler von Kalzium; bei allergischen Reaktionen wird ein Kalziumeinstrom in die Mastzelle durch das Anheften von bestimmten Antikörpern (IgE) hervorgerufen, wodurch eine Kette von Reaktionen in Gang gesetzt wird, die letzten Endes zur Freisetzung von Histamin, Leukotrienen und Prostaglandinen führt. Liegt Zink in physiologischen Konzentrationen vor, wird der Kalziumeinstrom blockiert und damit die Freisetzung von Histamin verhindert.

Die Mastzelle von Allergikern ist instabiler als die gesunder Personen, so daß Kalzium – mit seinen Folgen – vermehrt in die Zelle einströmen kann.

Wirkungen der Antioxidantien auf allergische Reaktionen

Vitamin E	– Schutz vor Oxidantien, freien Radikalen, – Zellwandstabilität, – Verbesserung der Immunität, – Regulator der Zelldurchlässigkeit, – Hemmung der Arachidonsäurefreisetzung*, – Verbesserung der Immunreaktion
Vitamin A	– Aufbau der immunkompetenten, äußersten Hautschichten (Epidermis), – Reparatur von Epidermisschäden, – Stimulation des Immunsystems
Carotine	– Antioxidans, inaktiviert freie Radikale, – Schutz der Zellwand
Vitamin C	– Abbau und Ausscheidung von Histamin und Schwermetallen, – Steigerung der Abwehrkräfte, – Antioxidans
Selen	– wichtiger Bestandteil von antioxidativen Schutzsystemen bzw. Enzymen,
Zink	– Schutz und Kontrollfunktionen an der Zellwand, – Gegenspieler von Kalzium an der Zellwand, – verhindert den Kalziumeinstrom in die Zelle; – verhindert die Entstehung von Leukotrienen, Prostaglandinen und Histamin, – maßgeblich an der Aufrechterhaltung eines dynamischen Gleichgewichtes innerhalb des Immunsystems beteiligt

Tab. 12: Auswirkungen der Antioxidantien auf allergische Reaktionen (Moll, Spiller, 1993)*

Bedarf und Vorkommen

Inwieweit die Ernährung den Bedarf an allen notwendigen und gesunderhaltenden Stoffen, besonders an Vitaminen, Mineralien und Spurenelementen, decken kann, ist nicht vorherzusagen. Die Wissenschaftler streiten sich darüber, ob es sinnvoll ist, die Mikronährstoffe in Tablettenform zuzuführen. Sicher ist, daß die heutzutage übliche Zivilisationskost den Bedarf an Mikronährstoffen* – sprich Vitaminen, Mineralstoffen, Spurenelementen und anderen Nahrungsbestandteilen, die „nur" in kleinen Mengen für die Gesunderhaltung benötigt werden – nicht ausreichend decken kann; dies wird durch verschiedene Untersuchungen immer wieder bestätigt. Beim Allergiker ist es oftmals angebracht, die so wichtigen Mikronährstoffe kurzzeitig zu ergänzen, da somit die Regulationsfähigkeit des Stoffwechsels schneller wiederhergestellt werden kann. Langfristig deckt die tiereiweißfreie Vollwertkost den Bedarf an Mikronährstoffen.

Neben der Grundversorgung muß bei den Mikronährstoffen zudem die Entgiftungs-, Regulations- und Antioxidansfunktion mitberücksichtigt werden, d. h. bei einem erhöhten körperlichen und z. T. auch psychischen Streß ist der Bedarf erhöht, wie z.B. bei Schwermetallbelastungen, Belastungen durch Abgase, Zigarettenrauch etc.

Nicht nur bei der physikalischen Be- und Verarbeitung von Lebensmitteln können erhebliche Verluste entstehen, sondern auch durch die Interaktion verschiedener Stoffe im Magen-Darm-Trakt oder durch einen höheren Arzneimittel- und Genußmittelkonsum, wodurch Beeinträchtigungen in der Aufnahme und Verwertung erfolgen. Beispielsweise entstehen z.T. erhebliche Vitamin- und Mineralstoffverluste durch Ausmahlungsprozesse; bei Zink beträgt die Differenz zwischen Vollkornweizenmehlen und Mehlen vom Typ 405 zwischen 70 und 90% (Verlust), bei Selen zwischen 90 und 100%, bei Vitamin B1 von 88% und bei Vitamin B2 von 80%.

Mikronährstoff	Wichtige Funktionen	Quellen
ß-Carotin	Vorstufe des Vitamin A; stellt einen Immunschutz dar; fängt Radikale im Körper ab;	grüne, gelbe, hellrote Gemüse, z. B. Möhren, Tomaten, Mais, Kürbis, Aprikosen, Beeren, Honigmelonen, Blattgemüse
B1	Kohlenhydratabbau in der Zelle u. damit Energiegewinnung; für das Funktionieren des Nervensystems und des Herzens	Vollkornprodukte, Hülsenfrüchte, Keimlinge, Nüsse
B2	Wichtig für die Zellatmung und die Energiegewinnung; Mangel führt zu Schädigungen von Haut, Schleimhäuten und zu Nervenstörungen	Vollkornprodukte, Keimlinge, Mandeln, Gemüse
B3 Niacin, Nikotinsäure	Verdauung; Energiegewinnung; kann aus der Aminosäure Tryptophan aufgebaut werden	Vollkornprodukte, Nüsse
B5 Pantothensäure	für den Fett- und Kohlenhydratstoffwechsel und die Bildung vieler Stoffe im Körper; Mangel führt zu Schäden an Haut und Schleimhäuten, Verdauungsstörungen	Vollkornprodukte, Hülsenfrüchte, Keimlinge, Gemüse, Pilze, Darmbakterien
B6 Pyridoxin	für den Eiweißstoffwechsel u. das Immunsystem; Mangel führt zu Hautschäden und Nervenstörungen	Vollkornprodukte, Hülsenfrüchte, Bananen, Walnüsse, Keimlinge
D	Knochenstoffwechsel	Butter, Pilze, Sonnenlicht
K	Blutgerinnung	Spinat, Grünkohl, Darmflora

Mikronährstoff	Wichtige Funktionen	Quellen
B12 Cobalamin	für den Aufbau von Erbsubstanz, den Aminosäurenstoffwechsel, die Blutbildung; gegen Nervenstörungen	Wurzelgemüse, milchsaures Gemüse, Keimlinge, Algen, (saure) Sahne*; Crème fraîche*, Sauerrahmbutter, alle Produkte, die Bakterien enthalten.
Folsäure	Erbinformation; Blutbildung; Haut und Schleimhäute; Antikörperbildung	Hülsenfrüchte, grünes Gemüse, Blattgemüse, Petersilie, Darmbakterien
C Ascorbinsäure	Gewebeerneuerung; Antioxidans; schützt Immunzellen und Zellwände; verhindert die Bildung krebserregender Stoffe (Nitrosamine); Knochenaufbau	frisches Obst u. Gemüse, bes. Zitrusfrüchte, Kartoffeln
E Tocopherole	Antioxidans; hemmt die Bildung krebserregender Stoffe (Nitrosamine); schützt Immunzellen	kaltgepreßte Pflanzenöle, besonders Keimöle; Beeren, Nüsse, Samen, Getreidekeimlinge, Gemüse (Avocado, Pastinake, Kürbis, Paprika, Schwarzwurzel) Vollkornprodukte
H Biotin	Bildung von Antikörpern; Energiefreisetzung aus der Nahrung	Blumenkohl, Hülsenfrüchte, Vollkornreis, Nüsse
Zink	kann die Freisetzung von Histamin verhindern, stabilisiert Mastzelle, steigert Abwehrkraft/Immunität; für Erhaltung der Erbinformation	Getreide, Hülsenfrüchte (Bohnen, Erbsen, Linsen); Gemüse (Pastinake, Brokkoli, Rosenkohl)
Selen	wirkt als Antioxidans, Zellschutz- u. Entgiftungsmittel, erhöht Abwehrkraft	Vollwertgetreide, Hartweizen, Speisepilze

* Diese Produkte können bei Verträglichkeit in geringen Mengen gegessen werden, da sie überwiegend aus Fett bestehen und tierisches Eiweiß nur in sehr geringen Mengen enthalten (unter 3%).

Tab 13: Funktionen und Vorkommen von Mikronährstoffen (Moll, Spiller, 1993)

Diese Tabelle zeigt an, in welchen Lebensmitteln die jeweiligen Mikronährstoffe mengenmäßig vermehrt enthalten sind, und soll als Hilfestellung dienen.

Werden die pflanzlichen Lebensmittelgruppen Getreide, Gemüse, milchsaure Gemüse, Obst, Nüsse, Samen und Keimlinge sowie Öle und Fette in ihrem natürlichen Zustand in ausreichenden Mengen verzehrt, erhält der Körper alle Stoffe, die er braucht; dabei können 50% der Kost gedünstet oder schonend erhitzt sein, die anderen 50% sollen als unerhitzte Frischkost zugeführt werden.

Eine Ausnahme in der natürlichen Bedarfsdeckung stellt das Spurenelement Jod dar; Deutschland zählt zu den Jodmangelgebieten, und Ernährungsexperten raten dazu, Jod in Form von Tabletten zuzuführen. Selbst der Verzehr von zwei Fischmahlzeiten in der Woche, der zudem ökologisch problematisch wäre, ist nicht ausreichend, um dem Körper genügend Jod zu liefern. Es stellt sich die Frage, ob nicht der hohe Grad der Verarbeitung von Lebensmitteln und der hohe Konsum an Genußgiften und die Umweltbelastung zu einer Jodunterversorgung führen, oder ob generell zu wenig Jod in allen Lebensmitteln vorhanden ist; diese Frage ist bislang ungeklärt.

Eine geeignete Möglickeit, den Jodbedarf zu decken, ist der Einsatz von jodiertem Meersalz in Lebensmitteln.

Der Darm: Abwehrsystem, Verdauungs- und Ausscheidungsorgan

Der Darm als Abwehrsystem

Nach neueren Erkenntnissen sind ca. 80% des Immunsystems im Darm lokalisiert, so daß der Darmkanal (Intestinaltrakt) das wichtigste und größte Immunorgan darstellt (Fläche des Darmes = 200 – 300 qm; entspricht ausgerollt der Größe eines Tennisplatzes!). Neben der Verdauung und Resorption hat der Darm zudem die wichtige Aufgabe, den Körper vor Giften und fremden Stoffen zu schützen, die durch Nahrung, Wasser und Luft in den Verdauungstrakt gelangen. Die folgende Abbildung zeigt sehr schön, wie die Staffelung der Immunabwehr im Darmtrakt aussieht.

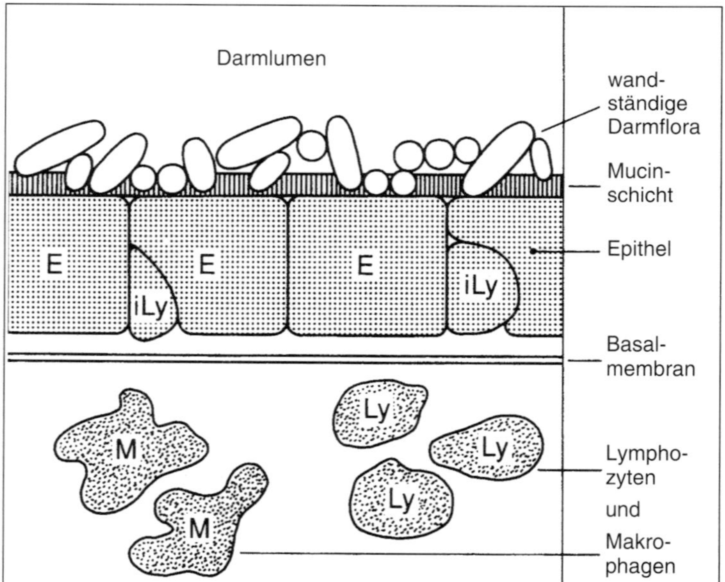

Abb. 6: Staffelung der Abwehrmaßnahmen im Darm (Sonnborn und Greinwald, 1991)

Insgesamt versuchen 4 Barrieren, den Körper zu schützen. Zu ihnen zählen die Darmflora, die Darmschleimhaut, die Darmwand und das nachgeschaltete Darmimmunsystem.

Die *erste Barriere* stellen die Keime im Darm dar. Sie haben sich im Verlauf der Koevolution mit dem Menschen zusammen entwickelt und leben mit ihm in einer Symbiose, d. h. in einer Lebensgemeinschaft zum gegenseitigen Nutzen. Je gesünder die Darmflora ist, desto besser funktioniert die Abwehr im Darm.

Die *zweite Barriere* besteht aus der Darmschleimhaut. Diese Schleimschicht (Mucinschicht) versorgt die Darmflora mit Nährstoffen; daraus ergibt sich, daß bestimmte Bakterienarten bei Darmschleimhautentzündungen unterversorgt werden und sich ihre Anzahl und somit ihre Abwehrkraft verringert. Eine intakte Darmschleimhaut leistet direkte Immunabwehr, indem von ihr spezifische Antikörper ausgestoßen werden (Immunglobulin A [sIgA] oder Lysozym). Diese Stoffe werden ins Darminnere abgegeben und fangen Allergene ab. Je mehr Antikörper vorhanden sind, desto besser ist die Immunabwehr. SIgA-Antikörper können Gifte, Viren und fremde große Eiweißmoleküle neutralisieren und verhinderen, daß diese Stoffe in den Körper gelangen.

Die *dritte Barriere* stellt die Darmwand mit ihren Epithelzellen* (Darmwandzellen) dar. Die Darmwand ist eine mechanische Barriere, wobei ihre Dicke entscheidend ist. Eine ballaststoffreiche Kost fördert unter anderem die Darmbewegungen und damit die Durchblutung im Darm; die Darmwandzellen sind aktiver, erhöhen ihre Muskelschicht und somit folglich die Abwehrbereitschaft.

Die *vierte Barriere* besteht aus dem Teil des Immunsystems, welches in direkter Verbindung mit dem Darm steht und als GALT bezeichnet wird (GALT = gut associated lymphoid tissue; lymphähnliches Gewebe der Darmwand). In der Darmwand befinden sich bestimmte Zellen, die das dahinterliegende, nachgeschaltete Immunsystem ständig stimulieren und schulen. Zu diesem Zweck nehmen die Zellen fremde und körpereigene Stoffe auf und „zeigen" sie dem Immunsystem, das auf diese Weise Kontakt zur Außenwelt erhält und seine Umgebung kennenlernt; Ziel dieses Systems ist es, das Immunsystem zum Erkennen und zur Abwehr von Fremdstoffen und Allergenen zu befähigen.

Die Immunzellen, wie Makrophagen und Lymphozyten, können körperfremde bzw. -feindliche Substanzen vernichten, indem sie sie auffressen. Dabei nehmen die Immunzellen jedoch wichtige Informationen auf, die an das Immunsystem im gesamten Körper weitergeleitet werden; es werden bestimmte Reaktionen in Gang gesetzt, in deren Verlauf spezifische Zellen aufgebaut werden, die bei einem erneuten Kontakt mit diesen fremden Substanzen sofort spezifische Antikörper produzieren und ausschütten (z. B. sIgA), um den als Antigen erkannten Fremdstoff zu vernichten.

Zum Zweck der Schulung des Immunsystems wandern die dafür zuständigen Zellen durch den ganzen Körper und verteilen die Informationen auch auf andere Schleimhäute, ans Blut und an alle Drüsen. Aus diesem Grund ist es möglich, daß sich Nahrungsmittelunverträglichkeiten beispielsweise auf der Lungenschleimhaut äußern können, obwohl das betreffende Nahrungsmittel nie direkt mit dieser Schleimhaut in Kontakt kam.

Für eine intakte Immunabwehr sind alle 4 Barrieren bzw. Kontrollmechanismen enorm wichtig. Im Normalfall herrscht ein ständiges Fließgleichgewicht; falls jedoch eine Barriere unzureichend funktioniert, läuft die Immunabwehr fehlerhaft ab. In diesem Zusammenhang erscheint es angebracht, am Beispiel der Kuhmilch den Weg der Allergenerkennung nachzugehen.

Kuhmilch schädigt das Immunsystem

Das noch unvollständige bzw. nicht vollkommen ausgereifte Immunsystem des Säuglings wird bei Kuhmilchfütterung (Fertigpräparate) mit artfremden Eiweißstrukturen konfrontiert. Diejenigen Zellen, die für die Weitergabe der Informationen zuständig sind, können sich aufgrund einer derartigen „Belastung" bzw. „Überbelastung", die durch die ständige Aufnahme artfremder Stoffe entsteht, nicht ausreichend entwickeln. Prof. Werthmann schreibt hierzu, daß die sogenannten M-Zellen nicht ausreifen können, da ihre Wanderung in der Darmwand ständig unterbrochen wird. Der Körper verliert auf diese Weise seine Erkennungsfähigkeit, um zwischen körpereigen und körperfremd zu unterscheiden. Falls der Säugling durch seine Vorfahren noch ein erhöhtes Allergierisiko besitzt, sind Immunschwächen und Allergien vorprogrammiert. Zudem können sich Unverträglichkeiten gegen harmlose Stoffe einschleichen, da das Immunsystem diese nicht als solche kennengelernt hat und falsch programmiert wurde. Hier hilft dann keine Weglaß- oder Such-Diät, sondern nur der Verzicht auf tierisches Eiweiß.

Die Darmflora als Gesundheitserreger

Eine gesunde Darmflora, die aus bis zu 10^{14} Mikroorganismen besteht – normalerweise hauptsächlich Bakterien –, unterstützt sämtliche Immunfunktionen des Darmes, während eine gestörte Flora den Darm und damit das Immunsystem sowie den gesamten Organismus schädigt. Für eine optimale Immunabwehr und die Gesund erhaltung ist demnach die Gegenwart einer gesunden Darmflora unabläßlich (Eubiose*).

Insgesamt kann die Darmflora aus bis zu 500 verschiedenen Bakterienarten bestehen, wobei im Dickdarm (Colon) ein schwach saurer pH-Wert* von 5,5–6,5 zur Erhaltung einer gesunden Darmflora unerläßlich ist. Die Quantität und die Qualität der Darmflora wird durch folgende Milieufaktoren reguliert:

Fördernd für eine gesunde Darmflora sind eine hohe Aufnahme von Frischkost inkl. Obst und Gemüse, eine Vollwertkost, milchsaure Gemüse und die damit verbundene Zufuhr von Ballaststoffen* sowie eine bedarfsgerechte Zufuhr von Eiweiß und Fetten und die allgemeine Erhaltung eines schwach sauren Darmmilieus.

Schädigend wirken hingegen eine hohe Aufnahme tierischer Nahrungsmittel und die damit verbundene *hohe Eiweißzufuhr,* niedrige Ballaststoffaufnahme etc. und die Entstehung eines eher basischen Milieus.

Da ca. 90% der Bakterienflora ohne Sauerstoff wächst (anaerob), und diese Flora bei einem pH-Wert von 5,5–6,5 optimale Wachstumsbedingungen vorfindet, darf *kein* Sauerstoff im Darm auftreten, und der schwach saure pH-Wert muß aufrechterhalten bleiben. Bei der Aufnahme von unerhitzter Frischkost wird der mit der Nahrung aufgenommene Luftsauerstoff gebunden, und es tritt kein Sauerstoff im Darm auf. Frischkost ist sehr energie- und wasserstoffreich und geht thermodynamisch durch Sauerstoffaufnahme in den energieärmeren Zustand über. Bei der Kochkost hingegen sind die Enzyme durch den Koch- bzw. Oxidationsprozeß nicht mehr in der Lage, den Sauerstoff zu binden, und Sauerstoff tritt vermehrt im Darm auf, wodurch die Flora zum Negativen hin verändert wird.

Die bakterielle Schleimhautbesiedlung des menschlichen Darmes übt die für das Immunsystem wichtigen Funktionen der Colonresistenz* und der Beeinflussung des darmassoziierten Immunsystems* aus, d. h., daß die Funktionsfähigkeit des gesamten Immunsystems von der bakteriellen Schleimhautbesiedlung im Darm abhängig ist; entsteht im Darm eine krankmachende/pathogene Flora, so werden folglich Teile des gesamten Immunsystems in ihren Funktionen beeinträchtigt.

Besteht eine gesunde Darmflora und damit die Widerstandskraft im Dickdarm (Colonresistenz), so verhindern die Mikroorganismen, daß krankmachende Keime in die äußeren Zellen der Darmschleimhaut eindringen können.

Die nützlichen Bakterien besitzen eine hohe Spezifität und üben eine Barrierefunktion aus. Erst dann, wenn sich das Gleichgewicht zugunsten der pathogenen Flora verschiebt, geht die Widerstandskraft bzw. der Resistenzfaktor verloren.

Versuche mit steril aufgezogenen Tieren zeigen, daß Bakterien die körpereigene Abwehr anregen und für den Aufbau des gesamten Immunsystems notwendig sind (Schulung und ständiges Training). Steril aufgezogene Tiere konnten später nur in einer keimfreien Umgebung überleben, während sie in einer *natürlichen* Umgebung innerhalb von 14 Tagen an Infektionen starben.

Die richtige Ernährung der Darmflora

Eine tiereiweiß*freie,* vegane Vollwertkost, bei der reichlich Obst, Gemüse und Getreide aufgenommen wird, bedingt eine hohe Ballaststoffzufuhr und damit erhöhte Stoffwechselaktivitäten der Dickdarmflora, eine fortwährende Stimulierung der Widerstandskräfte bzw. von Resistenzfaktoren sowie eine Erhöhung günstiger, mikrobieller Stoffwechselprodukte.

Es entstehen beispielsweise sog. kurzkettige Fettsäuren (Propion-, Essig-, Butter-, Ameisen- und Bernsteinsäure), die den pH-Wert im Dickdarm senken und somit verhindern, daß bakterielle Fäulnisreaktionen vermehrt ablaufen.

Durch einen erhöhten Verzehr von tierischem Eiweiß hingegen werden von den Darmbakterien giftige Stoffwechselprodukte produziert. Als basische Fäulnisprodukte entstehen sog. primäre Amine, wie beispielsweise Histamin, Tyramin, Tryptamin und Serotonin, und zudem Ammoniak. Diese Fäulnisgifte werden normal durch spezielle Enzyme abgebaut (Aminodecarboxylasen). Den pathogenen bzw. krankmachenden Mikroorganismen fehlen diese Enzyme jedoch, so daß diese Gifte vermehrt anfallen.

Speziell die Darmflora des Allergikers weist vermehrt pathogene Keime auf, die durch ungünstige Milieubedingungen wachsen und Vermittler / Mediatoren der allergischen Reaktion freisetzen können; eine Selbstvergiftung des Darmes kann die Folge sein. Langfristig ist es nur anhand einer tiereiweißfreien Ernährungstherapie als Basistherapie möglich, den Darm zu regenerieren und ihn sozusagen sauberzuhalten.

Pilze: Gefahrenquelle im Darm

Im Darm können sich bei Abwehrschwächen Sproßpilze, Schimmelpilze und andere Pilze ansiedeln, die Krankheitserreger darstellen und unter natürlichen Umständen nichts im Darm „zu suchen haben".

Pathogene Pilze, wie die Candida albicans*, die schädliche Stoffe produzieren (Fuselalkohole, Entzündungsmediatoren), finden im Dickdarm in Gegenwart von Sauerstoff und bei einem eher alkalischen pH-Bereich geeignete Wachstumsbedingungen vor. Als Nährsubstanz dienen diesen Pilzen Einfachzucker wie Glukose, Fruktose etc. Die dann produzierten Stoffe rufen eine Durchlässigkeit der Darmschleimhaut hervor, so daß Gifte (Toxine) über das Blut in die Leber und das Gewebe eindringen können.

Die Entgiftungsfähigkeit der Leber ist begrenzt, wobei die im Darm produzierten Gifte in der Leber zum einen in noch toxischere Verbindungen umgewandelt werden, oder zum anderen durch einen Kreislauf wieder in den

Darm gelangen. Es liegt dann eine „intestinale Autointoxikation“ vor, d. h. eine Selbstvergiftung des Darmes.

Problematisch ist, daß die krankmachenden Keime keine histaminabbauenden Enzyme besitzen, so daß speziell bei Allergikern vermehrt Histamin im Darm gebildet wird. Histamin ist an allen allergischen Reaktionen beteiligt und ruft die spezifischen Symptome wie Juckreiz, Schwellung, Rötung etc. hervor. Die von außen zugeführten Freisetzer von Histamin (exogene Histamin-Liberatoren), wie z. B. Alkohol, Medikamente, Tabak, Wärme und Kälte, Pestizide oder tierisches Eiweiß, reizen die instabile Mastzelle zudem, so daß die Unverträglichkeiten mit den klassischen, allergischen Reaktionen bei Allergikern (Neurodermitikern) vermehrt auftreten.

Pilze und Pseudoallergien

Pilze treten im Darm immer mit vielfachen Symptomen auf. Sie unterhalten allergische Symptome wie Blähungen, Verdauungsbeschwerden aller Art, Migräne, Heißhunger auf Süßes und vieles andere mehr. Ferner treten auch Nahrungsmittelunverträglichkeiten immer im Zusammenhang mit Pilzwachstum auf.

Pilze schwächen die Immunabwehr so extrem, daß Allergien gegen die gesamte Umwelt auftreten können. Wir beobachten dabei Reaktionen auf Tierhaare, Kosmetika, Pollen, Hausstaub etc. Das Pilzwachstum ist nicht nur auf eine fehlerhafte Ernährung mit reichlich isolierten Zuckern zurückzuführen, sondern auf eine allgemeine Immunschwäche. Faktoren wie z. B. Umweltgifte, Antibiotika und Cortison, die Anti-Baby-Pille sowie Streß begünstigen das Wachstum der Hefepilze bzw. das Verdrängen der gesunden Keime im Darm.

Unsere täglichen Erfahrungen bestätigen diese Darstellungen; in der Vorgeschichte des Patienten lassen sich unter anderem ein erhöhter Einsatz von Cortison, viel Streß und eine Fehlernährung finden, die ein erhöhtes Pilzwachstum mit ermöglichten und begünstigten. In der Therapie sollen allgemeine, immunstimulierende Maßnahmen eingesetzt werden.

Kost bei Darmsymbioselenkung

<u>*Vegane, frischkostreiche Vollwertkost*</u>

- milchsaures Gemüse, Brottrunk
- Obstanteil max. 20% pro Tag
- hoher Ballaststoffgehalt (Getreide, Gemüse, Obst)
- Verzicht auf Einfachzucker (Glukose, Fruktose, Rohr- und Rübenzucker, Honig, Trockenfrüchte, süßes exotisches Obst)
- Verzicht auf tierisches Eiweiß (Milch und Milchprodukte, Fleisch und Fleischprodukte, Geflügel, Ei, Fisch und Fischprodukte)

Die oftmals propagierte Anti-Pilz-Diät nach Prof. Rieth ist unzureichend, da sie zu eiweißreich ist; für eine erfolgreiche Pilzbekämpfung ist es nicht damit getan, allein auf den Zucker zu verzichten. Zusätzlich sind neben der geeigneten, tiereiweißfreien Kost immunstimulierende Maßnahmen aller Art angebracht, die die Abwehrbereitschaft und damit die körpereigene Pilzbekämpfung erhöhen (z. B. Streßabbau, Sport, Spaziergänge, etc.).

Um <u>*normale, gesunde Floraverhältnisse*</u> aufrechtzuerhalten, stellen sich an die Kostform folgende Anforderungen:

1. *Ballaststoffreich* (Gemüse, Getreide, Obst), um den pH-Wert* zu senken und die Fäulnisflora einzugrenzen; zudem können die Ballaststoffe toxische Stoffwechselprodukte an sich binden und somit aus dem Darm entfernen.

Wichtig ist hierbei der Hinweis, daß das Pilzwachstum generell durch eine hohe Kohlenhydratzufuhr begünstigt wird (besonders isolierte Kohlenhydrate); andererseits kann eine Pilztherapie jedoch nicht in der Reduzierung von Kohlenhydraten liegen, da bei einem Ausweichen auf eine höhere Eiweißaufnahme andere Schimmelpilze und Fäulniskeime wachsen, deren Wirkungen genauso problematisch sind wie die der Hefepilze. Ziel der Therapie ist es, das gesamte Immunsystem und den ganzen Menschen zu stärken, um das Pilzwachstum zu verhindern. In diesem Zusammenhang sind Pilze ein Parameter für die Immunstärke des Menschen und nicht ein Parameter für seinen Kohlenhydratverzehr.

2. *Verzicht auf tierisches Eiweiß,* um Fäulnisprodukte und den Nährboden für pathogene Keime zu vermindern.

3. *Milchsaures Gemüse,* um den pH-Wert zu senken und günstige Milchsäure-Bakterien (Laktobazillen) zuzuführen; Stimulierung des Immunsystems.
4. *Frischkost,* um den Sauerstoff im Darm zu binden, sowie das GALT* bzw. das Immunsystem durch den hohen Gehalt an Antigenen ständig zu stimulieren und zu schulen.

Diese Anforderungen müssen bei therapeutischen Überlegungen mitberücksichtigt werden, wobei eine vegane Vollwertkost in der Lage ist, die Milieubedingungen für eine gesunde, Flora zu schaffen. Gifte aus der Umwelt, Streß, Mangel an Vitaminen und Mineralien müssen jedoch berücksichtigt und ebenfalls therapiert werden.

Aus den vorherigen Ausführungen geht hervor, daß langfristig immer die Stabilisierung des Immunsystems das Ziel einer Therapie sein muß.

Der Darm als Verdauungsorgan

Der Dünndarm leistet die Hauptarbeit für die Verdauung der Nahrung. Verdauung heißt, daß die Makromoleküle Eiweiß, Fett und Kohlenhydrate in kleine Bestandteile abgebaut werden. Diese werden dann durch die Darmschleimhaut ins Blut aufgenommen, wie auch die Mikronährstoffe.

Der Gallensaft und die Bauchspeicheldrüsensäfte, die die notwendigen Verdauungsenzyme u. a. liefern, münden in den Dünndarm; von diesen Verdauungssekreten werden täglich ca. 1–1,5 Liter abgegeben.

Im Dickdarm wird im Grunde keine Verdauungsarbeit mehr geleistet; hier wird der ankommende Speisebrei lediglich eingedickt und für die Ausscheidung vorbereitet; dabei wird dem Brei Wasser entzogen. Die Dickdarmbakterien führen eine scheinbare Verdauung durch: Sie bauen unverdaute Nahrungsbestandteile in ihren Stoffwechsel ein und produzieren giftige, den Körper belastende Stoffwechselprodukte.

Allgemein ist zu sagen, daß unverdaute Kohlenhydrate im Darm gären und daß unverdautes Eiweiß im Darm zu Fäulnisprozessen führt. Aus diesem Grund müssen 2 Anforderungen erfüllt werden:

Zum einen muß die Nahrung gut gekaut und eingespeichelt werden, um den Magen-Darm-Trakt in der Verdauungsarbeit zu entlasten bzw. um eine höhere Aufnahme in den Körper zu erzielen.

Zum anderen muß die Nahrung so schnell wie möglich den unteren Dünndarm und den Dickdarm verlassen, da hier die Keime angesiedelt sind, die für die Gärungs- und Fäulnisprozesse verantwortlich sind.

Beim letzteren ist eine ballaststoffreiche Kost und ein Verzicht auf tierische Produkte sinnvoll; bei einer derartigen Kost wird die Verweildauer der Nahrungsreste im Darm wesentlich verkürzt (führt auch zu einem vermindertem Dickdarmkrebsrisiko).

Ernährung = Nahrung x Verdauungskraft

Unter Nahrung verstehen wir die Inhaltsstoffe, die das Lebensmittel enthält. Es sind neben den *Makronährstoffen* Eiweiß, Fett und Kohlenhydraten die *Mikronährstoffe,* wie beispielsweise Vitamine, Mineralien und Spurenelemente. Außerdem befinden sich noch andere, möglicherweise lebensnotwendige Stoffe im Lebensmittel, die bis dato noch gar nicht analysiert worden sind; nach neueren Erkenntnissen enthalten pflanzliche Lebensmittel sogenannte sekundäre Pflanzenstoffe, wie z. B. Flavonoide, die vielfältige positive Wirkungen auf den Körper ausüben und daher im Grunde auch lebensnotwendig sein könnten.

Wird ein Großteil der Nahrung als Frischkost verzehrt, werden somit alle lebensnotwendigen Stoffe in einem unzerstörten, natürlichen Zustand zugeführt.

Jedoch muß neben der Nahrungsaufnahme auch die *Verdauungsfähigkeit* des Darmes betrachtet werden: Wir können nicht nur „hochqualitatives Brennmaterial in unseren Ofen werfen“, sondern wir müssen auch berücksichtigen, ob dieser mit dem Material etwas anfangen kann. Denn wie mehrmals dargestellt, wird unverdaute Nahrung im Dickdarm von den Bakterien bzw. der Fäulnisflora zu Giften abgebaut, die den ganzen Körper belasten können; davon besonders „betroffen“ sind tierische Produkte, die ganz aus der Kost gestrichen werden müssen, da sie zu einer allgemein hohen Eiweißaufnahme führen, so daß den Darmbakterien ständig unverdautes Eiweiß zur Verfügung steht; zudem können die in Fleisch und Fleischprodukten enthaltenen Muskelfasern und Bindegewebszellen nicht hinreichend verdaut werden, so daß sie im Dickdarm zur Fäulnis führen.

Der Anteil an unerhitzter Frischkost muß individuell der Verdauungsleistung des einzelnen angepaßt werden. Speziell bei älteren Patienten liegen häufig Verdauungsinsuffizienzen vor, d. h. es werden beispielsweise zu wenig Verdauungsenzyme von der Bauchspeicheldrüse ausgeschüttet.

Ebenso kann die Frischkost bei Magen-Darm-Erkrankungen nur individuell nach Verträglichkeit eingesetzt werden. Je mehr Frischkost vertragen wird, desto besser, doch ein Zuviel kann des Guten schon zu viel sein, zu sehr belasten und schaden.

Leider ist ein intakter Darm aufgrund der jahrzehntelangen, unnatürlichen Ernährung, sprich Zivilisationskost, bei den wenigsten vorhanden. Außer bei Kindern empfiehlt es sich deshalb, vor der Umstellung auf eine frischkostbetonte Vollwertkost oder vegane Frischkost eine 1–3wöchige Heilfastenkur durchzuführen.

Der Verdauungstrakt bei Kindern ist noch nicht so degeneriert, und sie vertragen die Kostumstellung ausgesprochen gut. Hier hat jedoch die Vorbildfunktion der Eltern einen enormen Stellenwert: Falls die Eltern die Kostumstellung nicht für sich selbst mit durchführen oder sie innerlich ablehnen, ist sie auch bei den Kindern erfolglos; dies führt dazu, daß die Kinder das Essen verweigern.

Unsere Erfahrungen zeigen, daß die frischkostbetonte Vollwertkost nach einer Heilfastenkur sehr gut vertragen wird. Entscheidend ist neben einer vernünftigen Nahrungsaufnahme auch die geistige Einstellung des Patienten zur Kost. Wer im Kopf verstanden hat, daß die vegane, frischkostbetonte Ernährung sowie das Umdenken zu einer gesunden Lebensweise der Schlüssel zum „Erfolg" sind, der sieht auch sehr schnell, wie seine allergischen Symptome verschwinden.

Die richtige Nahrungsaufnahme

- Eine vollständige Zerkleinerung der Nahrung im Mund ist enorm wichtig, um dem Magen-Darm-Trakt einen Großteil der Verdauungsarbeit abzunehmen. Ein langes Einspeicheln der Kost sowie ein ausgiebiges Kauen helfen, die Nahrung aufzuschließen. Speziell bei einer frischkostbetonten Ernährung ist eine ausreichende Kauleistung wichtig.
- Sinnvoll ist es, in einer angenehmen Atmosphäre zu speisen, und nicht in Eile und Hast die Nahrung hinunterzuschlingen – wie dies in unserer schnellebigen Gesellschaft üblich ist.
- Während der Mahlzeiten sollte keine Flüssigkeit zugeführt werden, da dadurch die Verdauungssäfte verdünnt werden.
- Abends ist das Verdauungssystem müde, so daß nach 20 Uhr keine Mahlzeiten mehr verzehrt werden sollen. Diese liegen dann über Nacht im Darm und führen zu Fäulnisprodukten.
- Morgens befindet sich der Körper in der Ausscheidungsphase; dies ist an der belegten Zunge und am morgendlichen Stuhlgang erkennbar. Zu dieser Zeit ist es sinnvoll, leicht verdauliches Obst zu verzehren, um die Ausscheidung und die damit verbundene Entgiftungsphase zu unterstützen und nicht zu blockieren.

Falls diese kleinen Regeln eingehalten werden, ist bereits ein großer Schritt in Richtung Gesundheit getan, denn die Gesundheit beginnt mit einer gesunden Verdauung.

Der Darm als Ausscheidungsorgan

In den unteren Abschnitten des Darmes werden die unverdaulichen und die überschüssigen unverdauten Bestandteile der Nahrung zur Ausscheidung vorbereitet; dabei wird dem aufgenommenen Speisebrei Wasser entzogen, und er wird eingedickt. Unverdauliche Nahrungsbestandteile sind z. B. die Ballaststoffe, wohingegen unverdaute Bestandteile aus Fetten und Eiweißen bestehen können, die von den Bakterien verstoffwechselt werden, wobei giftige Stoffwechselprodukte entstehen.

Die Bewegung der Darmmuskulatur hat einen entscheidenden Einfluß auf die Dauer der Darmpassage: Je mehr sich der Darm bewegt, je höher die Darmperistalik ist, um so schneller werden die Nahrungsreste aus dem Körper bewegt. Die Intensität der Darmbewegung hängt dabei von der aufgenommenen Nahrung ab; besonders wichtig ist eine hohe Aufnahme an Ballaststoffen, da diese die Darmmuskulatur ständig anregen.

Bei einer hohen Ballaststoffaufnahme und der damit kurzen Verweildauer der übriggebliebenen Nahrungsbestandteile im Darm finden weniger Gärungs- und Fäulnisreaktionen statt; der Darm, die Leber und damit der gesamte Körper werden entlastet bzw. nicht unnötig belastet.

Spiller schreibt dazu folgendes in seinem Buch „Dein Darm – Wurzel der Lebenskraft“: „Die ... nicht verdauten Bindegewebe, Muskelfasern, Kaseingerinnsel, Hülsenfrüchte und Enzyme der Darmsäfte werden durch die Bakterienenzyme des typischen Fäulniserregers Bact. putrificus zersetzt. Dies hat allerdings zur Folge, daß Fäulnisprodukte wie Ammoniak, Indol, Skatol, Kresol, Porphyrin und Schwefelwasserstoff auftreten, was zu einer Belastung der Leber führen kann, da diese dort biochemisch zu ungiftigen Substanzen umgewandelt werden müssen.“

Eine regelmäßige und schnelle Darmentleerung wird durch eine ausreichende Bewegung und Flüssigkeitszufuhr unterstützt. Das Heilfasten ist der erste, entscheidende Schritt, um eine grundlegende Darmreinigung zu erzielen; die daran angeschlossene Kostumstellung ist der zweite wichtige Schritt.

Das Heilfasten

Für die Verhinderung und in der Therapie von verschiedenen Krankheiten, besonders von chronisch-entzündlichen Erkrankungen, ist das Heilfasten als eine Art „Reinigung“ von großem Nutzen bzw. unerläßlich. Eigene Erfahrungen aus der Klinik belegen, daß chronische Erkrankungen, wie beispielsweise Rheuma, Polyarthritis, Darmerkrankungen sowie Allergien, mit einer 1–3wöchigen Fastenkur sehr gut zu lindern sind. Das Fasten kann als das Naturheilverfahren angesehen werden, das am intensivsten ausleitend wirkt.

Fasten bedeutet Verzicht auf jegliche Nahrungsaufnahme, wobei **eine ausreichende Flüssigkeitszufuhr von mind. 3 l/Tag gewährleistet sein muß!!** Durch die hohe Flüssigkeitsaufnahme werden zum einen einige Kalorien zugeführt, und zum anderen ist sie notwendig, um eine Übersäuerung des Blutes zu verhindern (Fastenazidose). Während der Fastenzeit werden vermehrt schädliche Säuren, wie z. B. Harnsäuren aus Gelenken, Haut und Bindegeweben freigesetzt, die über die Nieren ausgeschieden werden müssen; die hohe Flüssigkeitszufuhr sorgt dafür, daß die giftigen Säuren schnell ausgeschieden werden.

Zur Deckung des Flüssigkeitbedarfs eignen sich stilles Wasser oder Quellwasser, verschiedene Kräutertees, Obst- und Gemüsesäfte sowie selbstgemachte Gemüsebrühen und bei dünnen Personen Mandelmilch.

Infolge des Fastens erfolgt eine *Aktivierung der Selbstheilungskräfte,* sowohl körperlich als auch seelisch. Das Fasten stellt die natürlichste und *effektivste Form der Entgiftung* dar. Neben einer grundlegenden *Darmreinigung* führt das Fasten zudem durch die Ausscheidung von Stoffwechselzwischenprodukten zu einer *Reinigung und Regeneration aller Gewebe.*

Fasten – eine Notwendigkeit für den Allergiker

Wie wir gesehen haben, liegen beim Allergiker Immun- und Stoffwechselstörungen vor. Diese haben den Körper veranlaßt, allergisch zu reagieren. Schauen wir genauer in den Stoffwechsel hinein, so finden wir die Hauptprobleme in einem vergifteten Magen-Darm-Trakt, einer Leberfunktionsstörung und in einem übersäuerten Gewebe.

Der Darm kann mit einem Mülleimer verglichen werden, der gefüllt und dann wieder entleert wird. Doch sinnvoll ist es, diesen Mülleimer ab und an zu säubern, da es gerade in der Therapie ansonsten keinen Sinn machen würde, in „eine Kloake frisches Obst oder Gemüse hineinzuwerfen“! Die Lebensmittel fangen dort nur an zu faulen und die Kostumstellung hätte keinen durchschlagenden Erfolg. Aus diesem Grund muß bei chronischen Erkrankungen eine grundlegende Darmreinigung durchgeführt werden.

Der Darm schaltet im Fastenstoffwechsel von der Verdauung auf die Ausscheidung um. Einläufe und Darmbäder unterstützen die Ausscheidung der Ablagerungen, die sich im Laufe der Jahre im Darm angesammelt haben. Ein gewisser Teil der Ablagerungen besteht aus abgestorbenen Bakterienmassen, ein anderer Teil aus Kotsteinen, die sich in den Darmwindungen abgelagert haben.

Die Leber kann sich während des Fastens ebenfalls erholen bzw. regenerieren, denn zum einen werden die von der Darmflora bis dato produzierten Gifte während der Nahrungskarenz nicht produziert, und zum anderen erlangt die Leber die Fähigkeit zurück, Histaminasen zum Histaminabbau zu produzieren, so daß das Histamin nicht über die Haut oder die Schleimhäute ausgeschieden wird. Fastende berichten schon nach wenigen Fastentagen, daß der quälende Juckreiz vollkommen verschwunden ist. Die Haut wird schöner, der Asthmatiker hat weniger Luftprobleme, die Patienten fühlen sich körperlich sauber und frei.

Im Fastenstoffwechsel hat der Körper die Möglichkeit, alle Ausscheidungsorgane zum Entgiften heranzuziehen und sich aller möglichen Schlackenstoffe zu entledigen. Mit der Zeit werden die Gewebe und Zellen wieder ausreichend mit Nährstoffen versorgt, sie fangen neu an zu atmen.

Aus den bisherigen Ausführungen geht hervor, daß eine lange Fastenzeit von mindestens 3 Wochen unbedingt erforderlich ist. Je länger gefastet wird, desto mehr Schlacken können ausgeschieden werden. Leider sind chronisch kranke Patienten häufig so geschwächt, daß nur die wenigsten diese Dauer erreichen. Um mögliche Mangelerscheinungen an Vitaminen und Mineralien auszugleichen, sind auch oftmals Vitamin- und Mineraliensubstitutionen erforderlich. Der Gesunde braucht diese Hilfestellung sicherlich nicht, jedoch der chronisch Kranke.

Unsere Erfahrungen zeigen uns, daß das Fasten nicht nur eine körperliche Reinigung des Patienten hervorruft, sondern zudem eine geistig-seelische Umstimmung bewirkt. Das Fasten ist der Einstieg zum Ausstieg, das „Ja“ zum Verzicht für eine begrenzte Zeit. Die Gedanken sind in der Fastenzeit freier, da die Zeit und die Energie, die sonst für die Nahrungsaufnahme und Verdauung etc. aufgewendet werden mußte, entfällt bzw. nun für andere Aktivitäten zur Verfügung steht.

Die kritische Eiweißfrage

Auch während der Fastenzeit müssen die Energieversorgung, die Versorgung der glukoseabhängigen Gewebe, wie z. B. Gehirn- und Nervenzellen, mit Glukose (Traubenzucker) und die Versorgung mit lebensnotwendigen Eiweißen gewährleistet sein; die körpereigenen Eiweißstoffe, die auch zur Energieversorgung und für den Glukoseaufbau herangezogen werden können, dürfen nur begrenzt verwertet werden, da ein körpereigener Eiweißabbau von 50% zum Tod führen würde.

Im Fastenstoffwechsel erfolgt deshalb eine Umstellung von der Kohlenhydrat- bzw. Zuckerverbrennung auf die Fettverbrennung, wodurch die im Körper gespeicherten Fette (Depotfett) mobilisiert werden.

Körpereigenes Eiweiß wird nur in Ausnahmefällen zur Energiebereitstellung herangezogen, da diese Form der Energieverbrennung für den Körper sehr unökonomisch ist.

In den ersten 14 Tagen des Fastens werden vermehrt die (Funktions-)Eiweißstoffe abgebaut, die der Körper zu dieser Zeit nicht unbedingt benötigt, wie beispielsweise die Verdauungsenzyme.

Die wichtigen Eiweißkomponenten, wie beispielsweise die Bestandteile des Immunsystems, werden auch nach mehrwöchigem Fasten nicht abgebaut und bleiben unverändert erhalten.

Die Eiweiße der Muskulatur und die Ablagerungen im Zwischenzell- bzw. Bindegewebe können möglicherweise erst nach einer Fastendauer von 14 Tagen ausgeschieden werden.

Verschiedenen Forschern nach befindet sich sog. Schlackeneiweiß in den dünnen Grenzwänden zwischen den Zellen oder im Bindegewebe, wo es den Stoffaustausch behindert. Nach Prof. Dr. L. Wendt werden die überschüssigen Eiweiße im Zwischenzellgewebe als Collagen gespeichert. Diese Schlacken bzw. Speicher können und sollen während des Fastenstoffwechsels entfernt bzw. entleert werden. Zudem kommt es durch den Fettabbau zu einer starken Säurebelastung, der Fastenazidose. Die dabei anfallenden Ketonsäuren stellen eine Belastung für den Blut-pH-Wert* dar und müssen neutralisiert werden; dem Körper stehen zu diesem Zweck zwei Kompensationsmechanismen zur Verfügung:

Die Nervenzellen lernen nach ca. einer Woche Fastendauer, die Ketonsäuren zur Energieproduktion heranzuziehen; auf diese Weise wird gleichzeitig weniger Eiweiß zur Energieproduktion verbraucht. Der Eiweißverbrauch sinkt von 75 mg in der ersten Fastenwoche auf 15 mg in der dritten Fastenwoche.

Der Abbau der überschüssigen Eiweiße verlagert sich von der Leber in die Niere; dabei können die anfallenden Säuren direkt in der Niere gebunden, ausgeschieden und somit entgiftet werden.

Entgiftung und Ausscheidung

Im Fastenstoffwechsel werden die Zwischenprodukte oder Endprodukte des Stoffwechsels ausgeschieden, die als *Schlackenstoffe* bezeichnet werden. Schlackenstoffe sind Speicherungen von Nichtgebrauchtem oder von überschüssigen Nahrungsbestandteilen, wie beispielsweise Depotfett, Eiweißablagerungen, nicht endgültig verstoffwechselte Nahrungsreste oder Schadstoffe aus der Nahrung und Umwelt, sowie Medikamentenrückstände.

Folgende Stoffe bzw. Stoffwechselschlacken können während der Fastenzeit durch die Ausscheidungsorgane Darm, Nieren, Haut und Atemluft ausgeschieden werden:

1. Fette, Fettsäuren und fettähnliche Stoffe (Cholesterin, u. a.)

2. Eiweiße und eiweißhaltige Stoffe (Antigen-Antikörper-Komplexe, Gallenfarbstoffe, Eiweißschlacken, u. a.)

3. Abbauprodukte des Eiweißstoffwechsels (Darmfäulnisprodukte wie Ammoniak, Indol u. a.), Harnsäure. Speziell bei Allergikern liegen vermehrt pathogene Keime im Darm vor, die die bei der Eiweißverstoffwechslung anfallenden Fäulnisgifte (Histamin, Ammoniak, etc.) nicht abbauen können; dadurch entstehen Selbstvergiftungen, die den Körper „überschwemmen" und die Leber sowie den gesamten Körper stark belasten und überbelasten. Während der Fastenzeit wird diese vermehrte Produktion von Stoffwechselgiften im Darm ganz oder teilweise eingestellt, wodurch der Darm, die Leber sowie der ganze Körper positiv entlastet werden.

   Infolge der Einläufe und Darmbäder wird die Aktivierung der Ausscheidungsorgane unterstützt, so daß Kotreste aus Darmwindungen und andere Ablagerungen sowie möglicherweise pathogene Keime und Pilze ausgeschieden werden. Erfahrungen zeigen, daß selbst nach einer Fastendauer von 3 Wochen noch Kotsteine aus dem Darm entfernt werden.
   Das Heilfasten führt langfristig zu einer Regeneration des Darmes und der Darmflora, wobei hier die anschließende tiereiweißfreie Kost zur Unterstützung dieser Prozesse von besonderer Bedeutung ist.

4. Rückstände aus landwirtschaftlicher Produktion (Düngemittel, Pestizide, Arzneimittel aus Tieren)

5. Lebensmittelzusatzstoffe und Medikamentenrückstände
   In Deutschland sind heute über 8000 verschiedene Lebensmittelzusatzstoffe zugelassen, die sich im Fettgewebe anlagern können; hinzu kommen – infolge der Öffnung des EG-Binnenmarktes – noch zahlreiche andere Zusatzstoffe, unter ihnen

auch solche, die sich im Tierversuch als krebserregend erwiesen haben.

6. Umweltgifte (Quecksilber, Cadmium, Formaldehyd, etc.)

Während des Fastens treten normalerweise keine Mikronährstoffmängel auf, d. h., daß die Mikronährstoffe – Vitamine, Mineralstoffe, Spurenelemente – auch nach mehrwöchigem Fasten im Normbereich liegen. Dies ist damit zu erklären, daß die Ausscheidung der Mikronährstoffe über die Nieren den Umständen angepaßt wird, so daß sie nur noch in sehr geringem Umfang ausgeschieden werden.

Allgemein ist daher keine Nährstoffergänzung notwendig, es sei denn, daß der Patient bereits vor Beginn der Fastenzeit chronische Mängel aufwies, wie dies bei Allergikern überwiegend der Fall ist, oder daß die Fastenzeit mehr als sechs Wochen beträgt (Vitaminergänzung im Einzelfall angebracht).

Eigene Untersuchungen mit Allergikern belegen, daß sich das Fasten günstig auf das Immunsystem auswirkt; es erfolgt eine Stabilisierung des Immunsystems, bei der auch die krankhaften Immunkomplexe abgebaut werden, die die Entzündungsreaktionen aufrechterhalten haben.

Die an das Fasten angeschlossene, tiereiweißfreie Kost unterstützt hier die Regeneration, Aktivierung und Stimulierung des vorab fehlgeleiteten Immunsystems.

Unsere Erfahrungen mit Fastenden zeigen, daß diese nach längerer Fastenzeit wieder besser schmecken, riechen und hören, da nun wieder eine bessere Durchblutung und Sauerstoffzufuhr der Zellen und Gewebe gegeben ist. Die Transportwege sind frei und die Enzymleistungen der Zellen sind verbessert. Zudem hat der Patient auch einen großen Teil seiner Unverträglichkeiten verloren: Ca. 80% der vorher unverträglichen Nahrungsmittel können nun wieder gegessen werden.

Während der Fastenzeit ist als begleitende Maßnahme eine Fastenbetreuung durch einen Therapeuten sehr wichtig und angebracht; zudem kann ein Fastentagebuch geführt werden, in dem beispielsweise die Aktivitäten oder das Wohlbefinden eingetragen werden.

Die folgende Abbildung zeigt abschließend sehr deutlich, wie die Haut speziell beim Neurodermitiker als Ausscheidungsorgan entlastet werden kann und welche begleitenden, unterstützenden Maßnahmen während der Fastenzeit sinnvoll sind. Damit die Entgiftung effektiv ablaufen kann, ist es wichtig, alle anderen Ausscheidungsorgane optimal anzuregen.

Das Heilfasten

Ziel → Sanierung der Gewebe und des Zellstoffwechsels
Grundlegende Darmreinigung
Aktivierung der körpereigenen Heilkräfte

ALLERGIEN

z. B. Neurodermitis
Haut

MITTEL:

DARM

- Einläufe
- Darmbäder
- Glaubersalz
- Sauerkrautsaft
- Bauchmassage

LEBER

- Wickel
- Wärmflaschen
- Schröpfen*
- Bitterstoffe
- Homöopathie

NIERE

- Flüssigkeit
- Obst-/Gemüsesaft
- Kräutertees
- stilles Wasser, Quellwasser
- Zitronenscheiben
- mind. 3 l Flüssigkeit/Tag!!

LUNGE

- Bewegung
- Spaziergänge
- Sport nach Befinden
- Atemübungen
- Yoga

Entlastung der Haut als Ausscheidungsorgan

* Schröpfen: Ausleitendes Naturheilverfahren, aktiviert die Immun- und Stoffwechselfunktionen

Abb. 7: Die unterstützende, ausleitende Wirkung des Heilfastens auf die Ausscheidungsorgane (Moll, Spiller, 1993)

Die Fastenmethodik

1. **Zwei Entlastungstage;** hier haben sich reine Obsttage als sehr gut erwiesen. Obst ist sehr pektinreich (Ballaststoff) und kann viele Gifte gut aufnehmen und ausscheiden.

2. **Glaubersalz** wird zu Beginn des Fastens eingesetzt (Abführmittel, Darmentleerung, ca. 40 g in 1 l Flüssigkeit). Durch die gründliche Entleerung des Darmes erfolgt eine Ruhigstellung der Darmbewegungen, wodurch während der Fastenzeit kein Hungergefühl entsteht.

3. **Einläufe** und wöchentliche **Darmbäder** mit dem Hydro-Colon-Gerät unterstützen die Darmfunktionen. Durch das Einfließen von Wasser entsteht ein Unterdruck im Dickdarm, der die Dickdarmbewegungen mobilisiert, was zur Ausscheidung von Kotresten und Ablagerungen etc. führt. Einlaufgeräte sind in Drogerien und Apotheken erhältlich; Darmbäder sind nur stationär in der Klinik oder bei Heilpraktikern und Ärzten möglich.

4. Flüssigkeitszufuhr von mind. 3 l/Tag! Durch die hohe Urinmenge werden eine Übersäuerung des Blutes verhindert und Störungen im Säuren-Basen-Haushalt sowie im Harnsäurestoffwechsel vermieden. Bei extrem dünnen Patienten kann neben stillem Wasser, Quellwasser, Kräutertees, Fruchtsäften und selbstgemachten Gemüsebrühen auch Mandelmilch sinnvoll sein. Somit wird eine zu starke Gewichtsabnahme verhindert.

5. **Ruhe und Entspannung** sind während dieser Zeit wichtig.

6. **Körperliche Bewegung** fördert die Durchblutung und somit den Abtransport der Schlackenstoffe; zudem bietet die Bewegung Schutz vor einem übermäßigen Eiweißabbau aus der Muskulatur.

7. Betreuung durch einen fastenerfahrenen Therapeuten.

8. In einem Fastentagebuch können alle Gedanken notiert werden, die später mit einem Psychologen sinnvoll aufgearbeitet werden können.

Die Aufbaukost – nahezu wichtiger als das Fasten selbst

Nach dem Fastenabbruch ist ein sehr langsamer Kostaufbau entscheidend. Um das Säure-Basen-Gleichgewicht im Körper wiederherzustellen, ist dabei der Kostaufbau im Grunde wichtiger als das Fasten selbst. Hierfür eignet sich eine Obstwoche, da Obst einen sehr hohen Wassergehalt besitzt (70–80%), gut gekaut werden kann und noch verschiedene Gifte bindet und ausscheidet, die sich weiterhin im Darm befinden.

Wichtig ist zudem, daß eine tiereiweißfreie, *vegane* Vollwertkost mit sehr hohem Frischkostanteil noch *mindestens 1 Jahr* lang durchgeführt wird, um unter anderem die noch immer vorhandenen Eiweißablagerungen und die anfallenden Säuren weiterhin aus dem Zwischenzellgewebe ausscheiden zu können. Durch diese Kost wird erreicht, daß sich das Zwischenzellgewebe weiter „öffnet", der Stoffaustausch verbessert wird und dem Körper überwiegend die so wichtige, basenbildende Kost in möglichst naturbelassener Form zugeführt wird.

Heideggers sagt: „Probleme hat der Mensch nicht mit dem Fasten, sondern mit dem Essen. Das natürliche Hunger- und Sättigungsgefühl stellt sich nach dem Fasten wieder neu ein. Langsames Essen und gründliches Kauen können wieder neu erlernt werden. Sie müssen nicht erst aufhören zu speisen, wenn der Magen restlos gefüllt ist, sondern wenn der Körper gesättigt ist. Nutzen Sie diese Chance nach dem Fasten, Ihre Nahrungsaufnahme in den Griff zu bekommen, Ihr Körper dankt es Ihnen."

Fallbeispiele

Die in diesem Buch vorgestellten Krankheitsberichte betreffen Patienten, die im „Institut für biologische Medizin und angewandte Ernährungstherapie“, Niedere Straße 24 in 78050 VS-Villingen, behandelt wurden.

Der Neurodermitiker

Ein bedauernswertes Kind war der kleine M. W. Bereits 4 Wochen nach der Geburt zeigten sich auf der Wange erste Ekzeme, die sich dann von Woche zu Woche immer mehr ausbreiteten, bis zuletzt der ganze Körper betroffen war. Begleitet waren diese Ekzeme von einem heftigen Juckreiz, so daß Gesicht und Hände ständig aufgekratzt wurden und bluteten.

Obwohl M. W. noch gestillt wurde, litt er an einer generalisierten Neurodermitis. Wenn die Mutter Milch zu sich nahm, verstärkten sich die Erscheinungen. Zu einem besonders schweren Schub kam es nach einer Impfung im Dez. 1990, als das Kind gerade 3 Monate alt war. Auffällig war noch, daß das Kind hin und wieder unter Verstopfung litt und einen schweren Stuhlgang zu haben schien.

Von den Eltern ist bekannt, daß der Vater an Kopfschmerzen leidet und die 24jährige Mutter unter Gallensteinen! Wie üblich wurde das Kind mit allen möglichen Salben und Cremes eingedeckt, was wenig Erleichterung brachte. Im Februar 91 begannen wir mit der Therapie. Da die Mutter noch stillte, mußte sie die Ernährung auf vegane Kost umstellen und homöopathische Medikamente einnehmen, damit diese über die Muttermilch auf das Kind einwirken konnten.

M. W. behandelten wir an den Füßen mit Farbakupunktur auf dem Hypophysenpunkt, um die körpereigene Cortisonproduktion anzuregen.

Ende März war der Rücken erscheinungsfrei und die Arme begannen besser zu werden. Anfang April bekam M. W. Durchfall, der Juckreiz wurde deutlich weniger. Nach Wechsel der Medikamente kam es Ende April zu einer Verschlechterung. Nach Absetzen der Medikamente ging es wieder wesentlich besser und der Junge begann jetzt die ersten Nächte durchzuschlafen.

Die Haut wurde von Woche zu Woche besser, nur das Verdauungsproblem wollte sich nicht lösen lassen.

M. W. begann im August 91 zu zahnen, was wiederum zu einer Verschlechterung der Hautsituation führte. Am 24. 10. 91 stellten die Eltern ihren Sohn fast völlig erscheinungsfrei und ohne jeglichen Juckreiz vor. Am 4. 6. 92 fand eine letzte Beratung statt und die Behandlung wurde abgeschlossen. Die Haut war völlig erscheinungsfrei, sie wies nur die typische Rauheit des Neurodermitikers auf; das Kind hatte keinen Juckreiz mehr, die Entwicklung war prächtig.

Im Februar 93 bekam M. W. einen grippalen Infekt mit Fieber und starkem Husten. Dies führte zu verstärkten Rötungen an den Wangen und Schläfen – kaum Juckreiz. Nach überstandenem Infekt war die Haut wieder erscheinungsfrei.

Der Nahrungsmittel-Allergiker

1. Ein interessanter Fall ist die Krankengeschichte des 7jährigen Mädchens A. K. Die Mutter hatte gegen Ende der Schwangerschaft eine Stoffwechselentgleisung mit Eiweißausscheidungen im Urin und Ödembildung im Gewebe. A. K. wurde zwei Wochen zu früh geboren und sie wurde 4 Monate gestillt, danach bekam sie die übliche Babykost.

Mit 2½ Jahren traten bei dem Mädchen die ersten ernstzunehmenden krankhaften Erscheinungen mit Eiweißausscheidungen im Urin und Wasseransammlungen im Gewebe auf. Der Urin verfärbte sich dunkel, roch äußerst übel und bildete eine dicke Schaumkrone.

Die Patientin kam ins Krankenhaus und wurde mit Cortison behandelt. Dies wiederholte sich in den nächsten Jahren noch 3mal, und das Vorgehen war immer das gleiche: Hohe Dosen Cortison, um diese dann nach einiger Zeit langsam wieder abzubauen, bis den Eltern beim letzten Schub mitgeteilt wurde, daß A. K. wohl nicht mehr ohne Cortison auskäme und es dauernd einnehmen müßte.

Inzwischen war der Mutter aufgefallen, daß die Schübe durch Kuhmilch ausgelöst wurden. Sie ließ daraufhin sämtliche Milchprodukte weg, und das Krankheitsbild verbesserte sich, aber es konnte nicht beseitigt werden.

Bei der in der Klinik durchgeführten Untersuchung am 16. 08. 1993 wurde festgestellt, daß A. K. nicht nur auf Milch, sondern auf sämtliche tierische Eiweiße allergisch reagierte; zudem lag eine Fehlbesiedlung des Darmes vor, mit Befall von Candida albicans, bedingt durch die ständige Cortisontherapie. Es wurde sofort mit einer Pilz- und Darmsanierung begonnen, und der Mutter wurde empfohlen, sämtliche tierische Produkte in der Nahrung zu meiden.

Ca. 1 Woche später bekam A. K. einen heftigen Durchfall, wobei sich das Kind sehr gut fühlte. Das Cortison konnte abgesetzt werden und A. K. hat bis heute keinen Schub mehr gehabt.

2. Ein ganz besonderer Fall ist die Krankengeschichte von Frau E. K., die einen fast 50-jährigen Leidensweg aufzuweisen hat und immer wieder erleben mußte, daß sie selten ernst genommen wurde.

Frau E. K. liebte über alle Maßen Katzen, doch ihre Leidenschaft hatte einen Haken – sie reagierte „allergisch“ auf Katzen. Doch um zu verstehen, wie es zu dieser „Katzenallergie“ kam, müssen wir ihren Leidensweg von vorne aufrollen.

In der Kindheit zeigte sich eine große Infektanfälligkeit. Sie ließ keine Kinderkrankheit aus, bekam zudem noch Scharlach und Diphtherie und litt ständig unter Mittelohrentzündungen, die teilweise eitrig waren. 1930 auf dem Land geboren, wurde sie überwiegend mit Milch, die ihr ständig Blähungen und Bauchkrämpfe verursachte, und üblicher Hausmannskost großgezogen.

1936 platzte ihr entzündeter Blinddarm mit der Folge, daß nach der Operation Verwachsungen zurückblieben, die 1936 und 1937 zu Darmverschlüssen führten, die ebenfalls operativ beseitigt werden mußten. Zurück blieben Blähungen, Bauchschmerzen und Koliken, die ständig an Intensität zunahmen.

Auf Grund der ständigen giftigen Belastungen durch die eitrigen Entzündungen des Mittelohres und der Mandeln entwickelten sich in frühster Kindheit rheumatische Beschwerden in den Gelenken, und mit dem 14. Lebensjahr gesellte sich noch eine Migräne hinzu.

Als hätte sie körperlich noch nicht genug zu leiden, heiratete sie einen Alkoholiker. Das Zusammenleben mit diesem Mann wurde zur Hölle. Im 25. Lebensjahr kam es zu einer Eileiterschwangerschaft, die in die Bauchhöhle perforierte. Wieder mußte eine Notoperation vorgenommen werden. Danach stellten sich keine Kinder mehr ein, aber ständige Unterleibsbeschwerden führten zu 15 Ausschabungen. In späteren Jahren litt sie an Pilzbefall im Darm, in der Scheide sowie an Händen und Füßen.

Als sich die Patientin im Juli 1992 in der Praxis vorstellte, war sie eine Frau, die auf fast alle Lebensmittel allergisch reagierte, einen massiven Pilzbefall hatte, sich vegetativ wie hormonell in einem völligen Ungleichgewicht befand und die im Laufe der vergangenen Jahre laut ihrer Aussage über einen Zentner an Medikamenten geschluckt hatte.

Interessanterweise berichtete die Patientin, daß sie, nachdem sie ein Buch gelesen hatte, aufhörte Milch zu trinken und Milchprodukte zu essen und dadurch ihre Bauchbeschwerden verschwanden. Darüber war sie verständlicherweise sehr froh und sie erzählte: „Jetzt nehme ich schon fast 50 Jahre jeden Tag alle möglichen Tabletten gegen meine Bauchschmerzen und -krämpfe und nichts hat geholfen. Nur durch das Weglassen der Milch bin ich innerhalb kürzester Zeit beschwerdefrei geworden. Warum hat mir das vorher niemand gesagt?“.

Durch diese Erfahrung ermutigt, begann sie nun auch Fleisch und andere tierische Produkte zu meiden, und eine allergische Reaktion nach der anderen verschwand; selbst die Migräne, die sie seit ihrem 14. Lebensjahr hatte, verflog.

Nachdem in der Praxis über 3 Wochen eine intensive Pilzausleitung durchgeführt wurde, konnte sich der Zustand von Frau E. K. stabilisieren.

Frau E. K. züchtet heute Katzen, womit sich für sie ein Traum erfüllte. Sie hat keine Gelenkbeschwerden mehr, ihre Bauchschmerzen haben aufgehört und die Migräne ist nie wieder aufgetreten, und mit Ausnahme der tierischen Produkte kann sie wieder alles essen.

Leider haben ihre bitteren Erfahrungen mit der Medizin und die harten Ehejahre ihr Wesen verändert und sie begann sich immer mehr von der Außenwelt abzukapseln. Ihre ganze Wut und Aggression richtete sich gegen jedermann in ihrem Umfeld, so daß eine psychotherapeutische Behandlung notwendig wurde.

Es kommt doch relativ häufig vor, daß Menschen völlig verzweifelt sind und erzählen: „Ich werde mit meinen Beschwerden nicht ernst genommen." Diese Menschen erfahren, daß bei allen an ihnen durchgeführten Untersuchungen kein Befund zu erheben ist; Röntgen, Ultraschall und Labor sind ohne Befund, und allzuschnell werden die Beschwerden auf die seelische Ebene transferiert und die Patienten mit der unbefriedigenden Diagnose „Vegetative Dystonie" nach Hause entlassen oder nicht selten als Simulant abgestempelt.

Doch in Wirklichkeit leiden diese Menschen entweder unter:

- einer maskierten Allergie
- Pilzbefall
- Amalgamvergiftungen
- infekttoxische Belastungen
- Umweltbelastungen oder
- einem maskierten Virusgeschehen.

Mit bioenergetischen Meßmethoden kann hier für Klarheit gesorgt werden.

Der Asthmatiker

Herr J. B., 28 Jahre, Diagnose: allergisches Asthma

1987 begannen erste asthmatische Anfälle, die vom Hausarzt symptomatisch behandelt wurden. Da keine Besserung auftrat, wurde J. B. unter Cortison gestellt. Ein vom Facharzt durchgeführter Allergietest blieb ohne jegliches Resultat.

Die Familienanamnese war leer, und der Patient selbst hatte zuvor nie eine allergische Auffälligkeit gezeigt, weder Asthma, noch Ekzeme, noch Heuschnupfen. An Kinderkrankheiten wurden Masern, Mumps und Windpocken durchgemacht; mit 8 Jahren wurde der Blinddarm entfernt.

J. B. litt allerdings häufig unter grippalen Infekten, besonders stark betroffen wurde er im März 1993, als er eine Woche mit hohem Fieber im Bett lag.

Bei der Erstuntersuchung am 30. 6. 93 zeigten sich beim kinesiologischen Muskeltest Belastungen durch Cortison, Insektizide, Grippeviren und Fäulnisbakterien im Darm.

Bei der mikrobiologischen Stuhluntersuchung befanden sich die Colibakterien unter der Nachweisgrenze, während die Fäulnisbakterien vermehrt waren; das sekretorische IgA (Immunglobulin = Antikörper) war vermindert, was einen Hinweis auf eine Abwehrschwäche der Darmschleimhaut darstellt.

Da die Ernährung des Patienten aus „gut bürgerlicher Kost" bestand, wurde ein 2wöchiges Fasten zusammen mit der Hydro-Colon-Therapie (Darmbad) durchgeführt.

Bereits nach 3 Tagen Heilfasten traten keinerlei asthmatische Beschwerden mehr auf und einige Medikamente konnten abgesetzt werden. Gefastet wurde mit speziellen Gemüse- und Obstsäften; die Hydro-Colon-Therapie wurde 3x wöchentlich durchgeführt. Nach dem Fasten begannen die Aufbautage mit Obstrohkost, wonach anschließend für eine längere Zeit eine vegane, vollwertige Frischkost beibehalten werden sollte.

2 Monate später kam es plötzlich zu heftigen Niesattacken und grippeähnlichen Symptomen, nach weiteren 2 Wochen zu einem Asthmaanfall nach Diätfehler (Patient aß Spaghetti Bolognese), der durch Korrigieren der Ernährung schnell behoben werden konnte.

Nach weiteren 2 Monaten ohne jeglichen Asthmaanfall klagte der Patient nun über einen trockenen Husten am Morgen und ein Wundheitsgefühl beim Schlucken. Nun wurde wieder nachgetestet, vor allem auch, weil der Patient nun fast 4 Monate cortisonfrei war und herausgefunden werden sollte, welcher Umstand in der Vergangenheit zur Entstehung des Asthmas beigetragen hatte.

Es wurde die Belastung mit Bakterien, Pilzen und Viren durchgetestet, woraus sich ergab, daß die Beschwerden des J. B. vornehmlich auf einen starken grippalen Infekt zurückzuführen waren, durch den besonders das Lungengewebe mit Giftstoffen belastet wurde. Hierauf erfolgte eine homöopathische Behandlung, mit dem Resultat, daß der Patient bis heute beschwerdefrei ist.

Alle hier vorgestellten Menschen haben unterschiedliche Krankheitsbilder, und doch eines gemeinsam – die Unverträglichkeit tierischer Eiweiße. Die

Reaktion des Körpers auf dieses Fremdeiweiß kann, wie Sie gesehen haben, sehr verschieden ausfallen: Neurodermitis, Migräne, Asthma, Rheuma, Nierenleiden oder Heuschnupfen sind nur einige Erscheinungsformen.

Im Anschluß nun noch ein Auszug aus einem Brief vom 5. 11. 1993:

Sehr geehrter Herr Spiller,

sicher erinnern Sie sich noch an unseren Besuch mit unserer Tochter im Sommer 1992 bei Ihnen.

Zu diesem Zeitpunkt litt Larissa sehr stark an Neurodermitis, und zwar am ganzen Körper. Nach . . . der anschließenden Heilbehandlung mit den homöopathischen Tropfen . . . sowie einer leichten Nahrungsänderung ging es ihr . . . Woche für Woche besser. Tag für Tag konnte man praktisch beobachten, wie der Hautausschlag verblaßte und das Kind sich insgesamt wohler und freier fühlte. Seit Frühjahr dieses Jahres sind nun auch die Stellen im Gesicht vollständig verschwunden, so daß außer ihrer leicht trockenen Haut nichts mehr an ihre Krankheit erinnert.

Nach wie vor wird Larissa vollwertig und ohne Zuckerkram ernährt, was ihrer gesundheitlichen Verfassung insgesamt auch sehr zugute kommt.

An dieser Stelle möchten wir Ihnen einmal unseren herzlichen Dank für Ihre Hilfe aussprechen, da wir die Heilung zum größten Teil auf Ihre Behandlung zurückführen. So haben wir Ihre Behandlungsmöglichkeit bereits bei verschiedenen Bekannten und Freunden weiterempfohlen, die mit den gleichen Problemen konfrontiert waren.

In Zukunft möchten wir gern Larissas Stuhlgang in regelmäßigen Abständen untersuchen lassen, um gegebenenfalls frühzeitig gegen evt. Unregelmäßigkeiten vorzugehen. . . .

Nochmals vielen Dank, . . .

P.S. Vor drei Monaten hat Larissa eine Schwester bekommen. Sie wird noch voll gestillt und zeigt bisher keine Anzeichen einer Hautveränderung. Wir sind sehr zuversichtlich, daß Alina hiervon verschont bleibt.

Fazit und Ausblick

In diesem Buch haben wir zum einen unser theoretisches Wissen über die Ernährungstherapie bei Allergien weitergegeben und zum anderen unsere praktischen Erfahrungen in der täglichen Arbeit mit Allergikern. Wir sehen jeden Tag, daß eine Heilfastenkur und die Kostumstellung der Anfang des richtigen Weges sind, um allergische Erkrankungen erfolgreich zu behandeln. Das Umdenken zu einer gesunden Lebensführung, eine naturheilkundliche Therapie und das Aufarbeiten seelischer Konflikte stellen einen sinnvollen ganzheitlichen Ansatz dar. Der Weg über Cortison ist langfristig eine Sackgasse mit verheerenden Folgen für den Patienten.

Weshalb die Ernährungsumstellung in der Therapie von chronischen Krankheiten so unbedingt notwendig ist, wird in unserem folgenden 10-Punkte-Plan zusammengefaßt.

Da der Stoffwechsel infolge von Umweltbelastungen und einer jahrzehntelangen Fehlernährung seine Regulationsfähigkeit verloren hat und in den Entzündungsstoffwechsel übergegangen ist, muß eine vegane, frischkostbetonte Vollwertkost mit vorherigem Heilfasten eingesetzt werden, um dieses Ungleichgewicht zu korrigieren. Nach dem Heilfasten ist eine dreimonatige Frischkost zu empfehlen.

Eine *vegane, frischkost*betonte Vollwertkost ist in der Therapie von allergischen Erkrankungen sinnvoll bzw. unerläßlich, da sie folgende Voraussetzungen erfüllt:

1. Die Kost besitzt einen hohen Anteil an *Mikronährstoffen** und kann somit Enzym- und Stoffwechselreaktionen optimal ablaufen lassen; die Regulationsfähigkeit des Stoffwechsels wird wiederhergestellt.

2. Die *Antioxidantien** sind Gegenspieler von freien Radikalen und stellen somit körpereigene Schutzsysteme dar; die Erkennungsfähigkeit des Immunsystems bleibt erhalten.

3. Die Mikronährstoffe fungieren als *Immunregulatoren* und verhindern, daß allergische oder pseudoallergische Reaktionen ablaufen können.

4. Mikronährstoffe sind Bestandteile der *Entgiftungssysteme* und können Umweltgifte und Toxine ausscheiden.

5. Die Mikronährstoffe werden unzerstört und damit in einem höchstmöglichen *biologischen Wertzustand* zugeführt.

6. Die Kost ist *basenbildend* und liefert genügend organische Mineralien, um die anfallenden Säuren aus dem Zwischenzellgewebe auszuscheiden (Wiederherstellung und Erhaltung der natürlichen Säure-Basen-Verhältnisse).

7. Die Kost ist *vegan* und verhindert

somit, daß die Hauptallergene Kuhmilch und Hühnerei zugeführt werden. Insgesamt wird kein artfremdes, tierisches Eiweiß zugeführt; eine Gewebeübersäuerung wird verhindert und das *Darmmilieu* wird positiv beeinflußt.

8. Die Kost ist *frei von hochverarbeiteten Nahrungsmitteln,* wie Industriezucker, raffinierten Fetten, denaturierten Eiweißstoffen, Fast-Food, Imitaten etc..

9. Die Kost weist einen hohen *Ballaststoffgehalt* auf, der das Bakterienwachstum einer gesunden Darmflora fördert.

10. Insgesamt wird der Körper entlastet, und das Immunsystem wird in seinen Funktionen unterstützt und stimuliert.

Dieses Ernährungskonzept ist bei der Behandlung von fast allen chronischen Erkrankungen angebracht, wie beispielsweise von Rheuma, Gicht, Arteriosklerose, Schuppenflechte, allen Darmerkrankungen sowie verschiedenen Risikofaktoren (erhöhter Cholesterinspiegel, Bluthochdruck etc.); mit Hilfe der Ernährung ist es möglich, die chronischen Krankheiten sinnvoll und mit Erfolg zu therapieren.

In der Therapie von allergischen Erkrankungen sind eine 1–3wöchige Fastenkur zur Entgiftung von Darm, Gewebe und des Zellstoffwechsels, und die anschließende Umstellung auf eine vegane Vollwertkost mit Lebensmitteln aus kontrolliert biologischem Anbau sinnvoll bzw. unerläßlich. Bei Kindern, die von Grund auf nicht fasten dürfen, genügt die Kostumstellung. Die frischkostbetonte, tiereiweißfreie Vollwertkost ist eine Heilnahrung erster Ordnung. Sie sollte als Basistherapie bei chronischen Erkrankungen praktiziert werden.

Wir geben unsere Erfahrungen gerne weiter – die Erfolge in den letzten 10 Jahren sprechen für uns.

Empfehlungen

Empfehlungen für den Getreideverzehr

1. Getreide in unerhitzter Form zuführen, als Getreidekeimlinge, Flokken, geschrotet oder eingeweicht oder erhitzt in Form von Vollwertbroten, Vollwertbackwaren etc. Der Verzehr von Weizen (-mehlprodukten) sollte stark eingeschränkt und bei Unverträglichkeiten ganz eingestellt werden.

2. Die Getreidemenge sollte *nicht mehr* als **150-200 g/Tag** betragen, das entspricht einer Menge von 1-2 Scheiben Vollwertbrot/Tag.

3. Getreidekeimlinge können bis zu einer Menge von 100 g/Tag verzehrt werden.

4. Als Backtriebmittel eignen sich Roggensauerteig oder Backferment, *nicht* jedoch Sauerteigextrakt und Hefe; Backpulver aus Reinweinstein ist ebenfalls erlaubt. Der Verzehr von Hefe sollte generell stark eingeschränkt werden. Das Brot sollte vorzugsweise selber gebacken werden, ansonsten sollte auf Schnitzer-Brot, Schnitzer-Backwaren und Produkte aus dem Naturkostladen oder Reformhaus zurückgegriffen werden.
   Luftgetrocknetes Brot, das keine Backtriebmittel enthält und nur mit einer Temperatur von bis zu 40°C gebacken wurde, kann als Frischkost bezeichnet werden und ist bei guter Verdauungsleistung zu empfehlen.

5. Getreide sollte möglichst frisch mit der eigenen Getreidemühle vermahlen werden.

Empfehlungen für Keimlinge

1. Täglich sollen ca. 100 g Keimlinge frisch verzehrt werden. Besonders im Winter ist ihre Zufuhr angebracht.

2. Die Keimlinge können als Brotaufstrich, im Müsli, in Suppen und Salaten verwendet werden.

3. Es eignen sich Getreide, Hülsenfrüchte und Samen, die abwechslungsreich verwendet werden sollen.

<u>Getreide</u>	<u>Hülsenfrüchte</u>
Roggen	Sojabohnen
Hafer	Mungbohnen
Gerste	Linsen
Reis	Kichererbsen
Dinkel	

<u>Sonstige</u>
Rettich
Senf
Buchweizen
Leinsamen
Sonnenblumensamen
Sesamsamen
Luzerne/Alfalfa
Bockshornklee

Empfehlungen für den Obst- und Gemüseverzehr

1. Das Wurzel-, Blatt- und Fruchtgemüse muß *abwechselnd* eingesetzt werden.

2. Verzicht sollte am Anfang der Kostumstellung als Vorsichtsmaßnahme eingehalten werden bei den Lauchgewächsen: Zwiebeln, Knoblauch, Rettich; sowie ferner bei *grünem* Paprika und Sellerie. Nach ca. 3 Monaten können diese Lebensmittel langsam wieder zugeführt werden.

3. Es sollte das jeweilige Obst- und Gemüseangebot der Saison genutzt werden (aus natürlichem Anbau).

4. Das Obst und Gemüse sollte aus kontrolliert biologischem Anbau stammen (besonders Zitrusfrüchte).

Empfehlungen für milchsaure Gemüse

1. Milchsaure Gemüse sollten abwechslungsreich zugeführt werden. Im Winter erweitern die selbst eingelegten Gemüse das Gemüseangebot hervorragend.

2. Während einer Darmsymbioselenkung sind sie täglich einzusetzen.

3. Was dem Gemüse Würze gibt:

Gemüse	Gewürz
Kürbis, Rote Beete	Ingwer
Kürbis, Rote Beete, Karotten	Nelke, sparsam
Kohlsorten, Gurken, Kürbis	Kümmel
Weiß-, Rotkraut	Wacholder
Karotten, Rotkraut, Lauch, Kürbis	Koriander
Gurken, Bohnen	Dillsamen
Kohlsorten, Lauch, Rote Beete, Steckrüben	Lorbeerblätter
Bohnen, Gurken	Bohnenkraut
Bohnen, Gurken	Thymian
Paprika	Rosmarin
Bohnen, Gurken	Dillkraut

4. Das paßt zusammen:

- ✳ Wirsing mit Karotten
- ✳ Rote Beete mit Äpfeln
- ✳ Karotten und Steckrüben
- ✳ Wilde Mischung: Karotten, Weißkraut, Paprika, Steckrüben, Tomaten, Blumenkohl
- ✳ Karotten, Äpfel, (schwarzer Rettich)
- ✳ Kürbis, Paprika, Tomaten

(Entnommen aus UGB-Forum, 4/1992, 9. Jahrgang)

Empfehlungen für Nüsse und Samen

1. Täglich mindestens 250 ml Mandelmilch zuführen.

2. Am Anfang der Kostumstellung Verzicht auf Hasel-, Pekan-, Para- und Erdnüsse; bei Unverträglichkeit Verzicht für ca. 1 Jahr.

3. 100 – 150 Gramm Nüsse pro Tag verzehren (1 Hand voll).

4. Bei Säuglingen und Kleinkindern verstärkt Mandel- und Sesammus einsetzen.

5. Wegen der besseren Verdaulichkeit verstärkt auf Nußmus zurückgreifen.

6. Nüsse gut und lange kauen.

Empfehlungen für die Fett- und Ölzufuhr

1. Es sollten vornehmlich native*, kaltgepreßte Öle aus dem Naturkostladen oder Reformhaus verwendet werden.

2. Die Öle sollten aus kontrolliert biologischem Anbau stammen, da:
   - diese Rohstoffe hochwertig sind,
   - die Preßtemperaturen maximal nur 30-75°C betragen,
   - regelmäßige Rückstandskontrollen erfolgen,
   - diese Öle einen hohen Gehalt an fettlöslichen Vitaminen aufweisen
   - diese Produkte keine sog. Trans-Fettsäuren enthalten, die bei der konventionellen Fett- und Ölherstellung entstehen und die möglicherweise gesundheitsschädlich wirken.

3. Zum <u>Braten</u> eignen sich Kokos- und Palmfett,
   zum <u>Backen</u> Butter
   als <u>Streichfett</u> Sauerrahmbutter, Süßrahmbutter, ansonsten ungehärtete Margarinen,
   zum <u>Kochen</u>, <u>Dünsten</u> und <u>Braten</u> eignen sich alle nativen, kaltgepreßten Öle, besonders Olivenöl.
   Bei den Ölen muß jedoch darauf geachtet werden, daß sie nicht über ihren sog. Rauchpunkt hinweg erhitzt werden (qualmt, dampft), da sich ansonsten gesundheitsschädliche und krebserregende Stoffe bilden.

4. Allgemein sollen die hochwertigen Pflanzenöle für Salate, Dips etc. verwendet werden, so daß ihr naturbelassener Zustand erhalten bleibt.

5. Ölsamen und Ölfrüchte können verwendet werden, ebenso Nußmus und Nüsse, da sie einen hohen Fett- und Eiweißgehalt sowie viele Enzyme aufweisen.

Empfehlungen für alternative Süßungsmittel

1. Insgesamt sollte möglichst auf alle Zuckerarten verzichtet werden (weißer, brauner Zucker, Vollrohrzucker, etc.)

2. Zum Süßen können als natürliche Süßungsmittel verwendet werden:
   - frisches, reifes Obst
   - Trockenfrüchte (ungeschwefelt)
   - Honig (z. B. vom Deutschen Imkerbund)

3. Als bearbeitete Süßungsmittel können in geringen Mengen Apfel- und Birnendicksaft sowie Rübenkraut eingesetzt werden, als Ausnahme Ahornsirup.

4. Sinnvoll ist es, das Geschmacksempfinden für süß abzubauen, indem nur ganz sparsam gesüßt wird; auf diese Weise empfindet der Körper mit der Zeit zusätzlich gesüßte Speisen als unnatürlich süß.

Empfehlungen für die Eiweißzufuhr

Sinnvolle Eiweißkombinationen sind:
- Hülsenfrüchte + Getreide
- Gemüse + Getreide
- Ölsamen + Getreide
- Obst + frische Kräuter
- Keimlinge, beliebig variiert
- Wurzel-, Blatt-, Fruchtgemüse
- Algen, Nüsse, Samen

Allgemein hochwertige Eiweißquellen sind:
Hülsenfrüchte, Getreide, Nüsse, Samen und Keimlinge.

Die vorhandenen pflanzlichen Eiweißquellen reichen aus, um den Eiweißbedarf optimal zu decken, ohne daß langfristig eine „Eiweißmast" – wie bei der heutigen Zivilisationskost – eintritt. Die Frage lautet immer: Wie werde ich mein Eiweiß los und nicht, wie führe ich genug Eiweiß zu!

Rezept der Mandelmilch

Als Alternative zur Kuhmilch bietet sich die Mandelmilch an, die einen guten Eiweiß- und Kalziumlieferanten darstellt.

Rezept der Mandelmilch:
- ¼ l Wasser
- 1 – 2 Bananen
- 2 El. Mandelmus
- 1 Tl. Sesammus.

Alle Zutaten im Mixer pürieren.

Beispiel für einen Tagesplan

Morgens:

250 ml Mandelmilch!
Apfel-Müsli mit Sprossen
oder
2 Scheiben Sauerteigbrot
mit Paprika-Cashew-Aufstrich
oder Sauerrahmbutter + Honig

Mittags:

Vorab einen Salat aus z. B.
Grünkern-Gurken-Tomaten!
Gemüsesuppe als Vorspeise
Hauptgericht: Gemüsepizza
oder gefüllte Champignonköpfe
oder Ratatouille in Tomatensauce
oder einen großen, gemischten Salat
als Beilage: Pellkartoffeln, Vollkornreis, Hirse oder Getreidebratlinge
Mandelcreme als Dessert

Abends:

Vorab einen Salat, Obst- oder Gemüseteller!
Gedünstetes Gemüse nach Saison,
ansonsten wie mittags

Zwischenmahlzeiten:

Obst je nach Saison, Vollwertkekse

Getränke:

Kräutertees; frisch gepreßte Säfte;
Quellwasser und stilles Wasser;
Früchtetees und erhitzte,
pasteurisierte Säfte
stark verdünnt (mit Wasser)

(Literaturempfehlung: W. Spiller, H. Hohler „Vegane Rohkost“ und H. Danner „Die Naturküche“.)

Institut für ganzheitliche Gesundheitsbildung IGG

Das Institut für ganzheitliche Gesundheitsbildung bietet Seminare und Vorträge in der gesamten Bundesrepublik an.
Ziel ist es, Betroffenen Lösungskonzepte zu vermitteln, damit diese ihre Gesundheit selbst in die Hand nehmen können.

Aktivieren Sie Ihren inneren Arzt

Seminarthemen:

Mein Kind ist allergisch

Schachmatt den Allergien

Gesunde Ernährung für Mutter und Kind

Migräne, wenn der Kopf explodiert

Mein Weg aus der Neurodermitis

Fastenwandern, neue Dimensionen ent-decken

Fordern Sie ausführliches Info-Material an:

Institut für ganzheitliche
Gesundheitsbildung
Weitbrechtweg 3
78126 Königsfeld
Tel. 0 77 25 / 14 91

Adressen

1. **Schwarzwaldklinik Villingen**
   Fachklinik für Ernährungsmedizin
   und Naturheilverfahren
   Farnweg 6
   78048 VS-Villingen
   Telefon 0 77 21/80 90

2. Interessierte Ärzte, Heilpraktiker, Studenten und auch Laien können am „Arbeitskreis für Ernährungsmedizin und gesunde Lebensführung“ teilnehmen, der zweimal jährlich stattfindet.

   Arbeitskreis für Ernährungsmedizin und gesunde Lebensführung
   W. Spiller, R. Moll
   Institut für biologische Medizin und
   angewandte Ernährungstherapie
   Niedere Straße 24, 78050 Villingen
   Telefon 0 77 21/45 03

3. **Naturheilpraxis**
   Wolfgang Spiller
   Niedere Str. 24, 78050 Villingen
   Telefon 0 77 21/45 03

4. **Bundesverband Neurodermitiskranker e. V.**
   Oberstraße 171, 56154 Boppard
   Telefon 0 67 42/25 98

5. **UGB – Verband für unabhängige Gesundheitsberatung e. V.**
   Keplerstr. 1, 35390 Gießen
   Telefon 06 41/7 77 85

6. **Deutscher Neurodermitiker-Bund e. V.**
   Mozartstraße 11, 22083 Hamburg
   Telefon 0 40/2 20 57 57

7. **Allergiker- und Asthmatiker-Bund e. V.**
   Hindenburgstr. 110
   41061 Mönchengladbach
   Telefon 0 21 61/1 02 07

8. **Arbeitsgemeinschaft Allergiekrankes Kind**
   – Hilfen für Kinder mit Asthma,
   Ekzem oder Heuschnupfen –
   Hauptstr. 29, 35745 Herborn
   Telefon 0 27 72/4 12 37

9. **Schnitzer GmbH & Co. KG**
   Feldbergstr. 11, 78112 St. Georgen
   Telefon 0 77 24/88 02-0

10. **Institut für ganzheitliche Gesundheitsbildung**
    Weitbrechtweg 3
    78126 Königsfeld
    Seminare und Vorträge für Betroffene zu den Themen Allergien, Neurodermitis, Krebs, Migräne
    Telefon 0 77 25/14 91

11. **ProSana**
    Institut für biologische Medizin
    und angewandte Ernährungstherapie
    Niedere Straße 24
    Ausbildung zum Ganzheitlichen Ernährungsberater und Fastenleiter
    Telefon 0 77 21/45 03

Dank

Unser ganz besonderer Dank gilt Frau Ute Schain-Emmerich für ihre hervorragenden Ideen in der Ausführung dieses Buches und ihre Fähigkeit bei der Textgestaltung. Sie hat maßgeblichen Anteil am Gelingen dieses Buches.

Weiterhin danken wir den lieben Menschen, die uns hilfreich zur Seite standen: Peter Beilstein, Bertolt Mertens, Brigitte Hüpgen, Jens Dambeck, Familie H. Braun, Andrea Heumann, Tanja Steuernagel, Heidelore Beilstein, Jörg Reimer, Bärbel Pauly, Hubert Hohler, Dirk Emmerich, Peter Greinert, Ute v. Hecken, Simone Treptow, Uwe Pavaletz, Dirk Haarmann, Prof. Dr. D. Lathia.

Sachwortverzeichnis

-ämie: des Blutes, im Blut; Konzentration eines bestimmten Stoffes im Blut, z. B. Cholesterin → Hypercholesterinämie = zu hohe Cholesterinkonzentration im Blut

aerob: unter Beteiligung von Luftsauerstoff

ätiologisch: ursächlich; Ätiologie = Ursachenlehre, besonders von Krankheiten

Aminosäuren: A. sind organische Säuren, die zum Aufbau der Eiweißstoffe dienen; für den Menschen existieren 8 essentielle, d. h. unentbehrliche, lebensnotwendige A., die er nicht selber im Körper aufbauen kann und die mit der Nahrung aufgenommen werden müssen.

Ammoniak: Farbloses Gas mit stechendem Geruch; sehr gut in Wasser löslich. Wirkt lokal stark reizend auf die Haut und Schleimhäute. A. wird im Körper bei verschiedenen Prozessen gebildet sowie im Darm bei der Eiweißverdauung durch Bakterien; bei Leberfunktionsstörungen ist die Entgiftung des A. vermindert (→ Ammoniakvergiftungen).

anaerob: ohne Beteiligung von Sauerstoff

Anaerobiose: Leben ohne Sauerstoff möglich / erforderlich

Anamnese: Krankengeschichte

antigenarm: reizarm

Antigene: Substanzen, die vom Körper als fremd erkannt werden, und die den Körper zur Bildung von Antikörpern veranlassen. Antigene besitzen die Fähigkeit zur Auslösung allergischer Reaktionen. Am stärksten antigen wirken Eiweiße.

Antikarzinogene: wirken gegen krebserregende Stoffe u. Vorgänge

Antikörper: Antikörper (Immunglobuline) sind spezifische Reaktionsprodukte, die innerhalb des Immunsystems durch antigene Reize produziert werden; dabei reagieren die Antikörper nur mit den spezifischen Antigenen, die ihre Produktion veranlaßt haben.

antimikrobiell: Antimikrobielle Stoffe sind Substanzen, die den schädlichen Wirkungen verschiedener Mikroorganismen, wie z. B. Bakterien und Pilzen, entgegenwirken und Mikroorganismen z. B. in ihrem Wachstum hemmen oder sie abtöten.

Antioxidantien: Stoffe oder Verbindungen, die die Oxidation von anderen Stoffen hemmen bzw. verhindern, wie z.B. das Vitamin E die Oxidation der ungesättigten Fettsäuren in Lebensmitteln und im Körper; so können keine schädlichen und z.T. krebserregenden Oxidationsprodukte entstehen; natürliche Antioxidantien sind z. B. die Vitamine C und Beta-Carotin sowie die Spurenelemente Zink und Selen.

Arachidonsäure: Vierfach ungesättigte Fettsäure, die im Körper am Aufbau der Zellwände beteiligt ist und als Ausgangsmaterial für den Prostaglandinaufbau dient. Beim Angriff von freien Radikalen wird sie aus der Zellwand herausgelöst; es entstehen Kettenreaktionen, in deren Verlauf die Zellwände durchlässig werden und Prostaglandine und Leukotriene entstehen etc.

Atopiker: Personen, die sich in einem Überempfindlichkeitszustand der Allergie vom Soforttyp befinden; die Bereitschaft dazu ist erblich bedingt und die Symptome treten lokalisiert auf, wie z.B. beim Heuschnupfen oder beim Asthma bronchiale.

Atrophie: Schwund / Verkleinerung von Organen und Geweben

Autointoxikation: Selbstvergiftung

Ballaststoffe: B. sind pflanzliche Bestandteile, die im Darm bei der Verdauung nicht abgebaut werden können, und die im Darm vielfältige wichtige Funktionen haben. B. sind in Vollwertprodukten, Gemüse und Obst enthalten und sollten täglich in größeren Mengen aufgenommen werden.

Bernsteinsäure: Zwischenprodukt des Zellstoffwechsels

Biogene Amine: biogen = vom Lebewesen stammend; b. A. entstehen aus Aminosäuren und haben spezifische Wirkungen auf bestimmte Gewebe, wie z.B. das Histamin, welches die Durchlässigkeit bestimmter Blutgefäße erhöht. B. A. werden besonders von Bakterien in größeren Mengen produziert.

Candida albicans: (Candida = eine Gattung von Hefen); die C. a. sind für den Menschen krankheitserregende Sproßpilze; sie befallen bei einer verminderten Abwehrlage den Darm. Symptome eines Befalls sind beispielsweise Durchfälle oder Verstopfungen (od. abwechselnd), Blähungen, Benommenheitsgefühl, unerklärliche Gewichtszunahme etc..

Colon: Dickdarm

Colonresistenz: Widerstandskraft / Abwehrlage im Dickdarm

darmassoziiertes Immunsystem: Der Teil des Immunsystems, der direkt an den Darm gekoppelt ist und dessen Ausbildung und Funktionsfähigkeit vom Darmgeschehen abhängig ist.

Darmdysbiose: Bei einer Dysbiose kommen im Darm vermehrt krankmachende Bakterien und schließlich auch Pilze vor, die die Verdauung und die Nährstoffverwertung stark beeinträchtigen und somit den gesamten Darm sowie die Darmschleimhäute und zuletzt die gesamte körperliche Verfassung schädigen. Die Fehlbesiedlung des Darmes mit krankmachenden Keimen, die durch Fehlernährungen, Antibiotikagebrauch und andere Gründe verursacht wird, wird für eine Vielzahl von Erkrankungen verantwortlich gemacht, wie z.B. Allergien oder Krebs.

Darmlumen: Darminneres

Darmsymbioselenkung: Bei der D. werden natürliche und gesunderhaltende Bakterien in Form von Präparaten zugeführt, um krankmachende Keime aus dem Darm zu verdrängen und eine normale, gesunde Darmflora aufzubauen; unterstützt wird diese Maßnahme durch eine entsprechende Ernährung; Ziel ist eine grundlegende Milieuveränderung im Darm, die zur Gesundung beiträgt.

Divertikulose: Auftreten zahlreicher Wandausstülpungen eines Hohlorgans, z.B. des Darmes; Entzündungen möglich; Ursache: mitunter der niedrige Ballaststoffverzehr.

Dysbiose: kranke Darmflora; übermäßige Ansiedlung von krankheitserregenden Keimen, siehe Darmdysbiose

endogen: „von innen entstehend"

enzymatisch: unter Beteiligung von Enzymen

Enzyme: E. sind Eiweißstoffe, die im Körper je nach ihrer Art an einer Vielzahl von Reaktionen beteiligt sind; sie führen Reaktionen herbei, beschleunigen oder verlangsamen diese.

Epithelzellen: Oberflächenzellen; Kontaktzellen des Organismus zu seiner Umwelt; E. kleiden die Körperoberfläche und alle inneren Oberflächen aus (Atemwege, Verdauungskanal, Harn-, Geschlechtswege, etc.).

Eubiose: normale, gesunde Darmflora

Evolution: Entwicklungsgeschichte

exogen: von außen in den Körper eingeführt

Fermentationsprozesse: Ferment = Enzym; F. sind Prozesse, die unter Beteiligung von Enzymen ablaufen; in Lebensmitteln sind z.T. Bakterien enthalten oder zugesetzt, die für enzymatische Reaktionen verantwortlich sind, so z. B. in milchsauren Gemüsen, in denen Milchsäurebakterien Milchsäure produzieren (z. B. Sauerkraut).

Frischkost: jegliche frische, unerhitzte, rohe Kost

Fruktose: Fruchtzucker; in Pflanzen und Früchten weitverbreitet

Fuselalkohol: minderwertiger, giftiger Alkohol, der unter anderem im Darm von Hefen produziert wird.

GALT: = gut associated lymphoid tissue; lymphähnliches Gewebe der Darmwand und der Darm-Lymphknoten (u.a.); es hat wesentliche Bedeutung für die immunologische Reife sowie für die Entwicklung und Differenzierung der B-Lymphozyten, die für eine Art der Antikörperproduktion verantwortlich sind.

Glukose: Traubenzucker; Einfachzucker, der in verschiedenen Formen in Pflanzen und tierischen Geweben vorkommt und im Körper der Energiegewinnung dient.

Histamin: Wird bei allergischen Reaktionen vermehrt aus spezifischen Zellen (z. B. Mastzellen) freigesetzt und führt zu Symptomen wie Rötung, Juckreiz. H. kann auch in größeren Mengen mit tierischen Nahrungsmitteln zugeführt oder im Darm bei der Eiweißfäulnis gebildet werden.

Hyper...: = über, übermäßig

Hypo...: = unter, zu wenig

Immunglobuline: (Ig) körpereigene Antikörper bzw. Abwehrstoffe; je nach Funktion unterteilt in Klassen (IgA, IgE, IgG, IgM)

Immunsystem: körpereigenes Abwehrsystem

infekttoxisch: Belastungen mit Giften der Mikroorganismen durch früher durchgemachte Infekte

Insuffizienz: funktionelle Schwäche; ungenügende Leistung gegenüber den normalen Anforderungen

intestinale Autointoxikation: Selbstvergiftung des Körpers über den Darm

Intestinaltrakt: Verdauungssystem, Magen-Darm-Trakt

Intoleranz: Unverträglichkeit

kanzerogen: krebserregend (allgemein)

karzinogen: krebserregend (Karzinom)

Kaseingerinnsel: Geronnenes Kasein der Milch; Kasein = wichtiger Eiweißstoff der Milch

Katalyse: Herbeiführung, Verlangsamung oder *Beschleunigung* von chemischen Reaktionen

Colitis ulcerosa: (Colitis) Entzündung des Dickdarmes mit Geschwürbildung

L(+)-Milchsäure: rechtsdrehende, stoffwechselaktive Säure

Leukotriene: L. formieren sich aus der Arachidonsäure, sind Abkömmlinge der Prostaglandine und spielen eine Rolle als Vermittler bei schweren allergischen Reaktionen.

Lipide: Fette

Lymphe: Klare, farblose Flüssigkeit des Lymphsystems, das Transport- und Abwehrfunktionen besitzt.

Makrophagen: Freßzellen des Abwehrsystems

Mastzellen: Produzieren vor allem Histamin und Heparin und regulieren über diese Substanzen unter anderem die Durchlässigkeit der Gefäßwände; Mastzellen sind auf ihrer Oberfläche mit spezifischen Antikörpern besetzt (sensibilisiert), die bereits mit kleinsten Antigenmengen reagieren können, wodurch dann Histamin freigesetzt wird.

Mediatoren: Vermittler, Zwischensubstanzen

Mikronährstoffe: Kleine Nährstoffe, die in relativ geringen Mengen pro Tag aufgenommen werden müssen (mg- und µg-Bereich): Vitamine, Mineralstoffe, Spurenelemente, u.a.

Mikroorganismen: Kleinstlebewesen; Bakterien, Pilze, Viren

Morbus Crohn: (Morbus = Krankheit); chronische, entzündliche Erkrankung des Darmes; Ursache: unbekannt; begünstigende Faktoren: Hoher Zucker-, Weißmehlkonsum, geringe Ballaststoffaufnahme, event. hoher Margarineverzehr

Mykose: Pilzbefall

nativ: ursprüngliche Form, natürlicher Zustand, unverändert

Neurodermitis: Bezeichnung für entzündliche Hauterscheinungen, die von nervalen und allergischen Störungen ausgehen (Neuro = Nerven)

Ödem: Wasseransammlung im Gewebe

Osteoporose: Knochenschwund; u.a. wird Kalzium aus dem Knochen herausgelöst

Oxidantien: O. sind Substanzen, wie z.B. die freien Radikale, die andere Verbindungen zur Oxidation veranlassen bzw. mit diesen Stoffen reagieren; dabei nehmen die freien Radikale die Stoffteilchen (Elektronen) auf, die der Reaktionspartner abgeben mußte.

Oxidation: Vorgang, bei dem Elektronen von einer Substanz auf eine andere übertragen werden

pathogen: krankheitsverursachend, -erregend; Pathogene = Krankheitserreger

Peristaltik: Bewegung (der Darmmuskulatur)

Peroxide: Verbindungen von Metallen oder Radikalen mit der zweiwertigen Sauerstoff- bzw. Peroxygruppe -O-O-; sie führen zur Zerstörung von Zellwänden und -bestandteilen; Antioxidantien können dies verhindern (z.B. Vit. E).

pH-Wert: Def.: Negativer dekadischer Logarithmus des Zahlenwertes der Aktivität der Hydroniumionen bzw. Wasserstoffionen. Gibt den sauren oder basischen Charakter von Lösungen an, der von der Wasserstoffionenkonzentration abhängig ist; neutrale Lösungen: pH = 7 (10^{-7} Mol/l); saure Lösungen: pH = 7-0; basische Lösungen: pH = 7-14; pH des Blutes = 7,35-7,45; pH von Lebensmitteln = 4-8.

physiologisch: Die Lebensvorgänge betreffend

Prostaglandine: P. sind Fettsäuren, die im Körper aus der Arachidonsäure gebildet werden; aufgrund von unterschiedlichen Strukturen können verschiedene P. gebildet werden. Das sog. Prostaglandin E z.B. wirkt in normaler, physiologischer Konzentration immunstimulierend, während es in hohen Konzentrationen zur Immunschwächung führt; eine überhöhte Produktion an Prostaglandinen kann durch eine hohe Freisetzung der Arachidonsäuren aus den Zellwänden verursacht werden, wobei diese Arachidonsäure-Freisetzung eine Folge von Schadstoff-Einwirkungen ist und z. B. auch bei allergischen oder pseudoallergischen Reaktionen stattfindet. P. rufen neben anderen Stoffen die für Allergien typischen Symptome hervor.

Proteine: = Eiweiße; P. sind Eiweißstoffe, die durch die Verknüpfung von Aminosäuren entstehen und Stickstoff enthalten; sie besitzen im Körper vielfältige, spezifische Aufgaben (Bildung von Enzymen, Antikörpern, Muskeln, Organen; für die Blutbeschaffenheit etc.).

pseudoallergisch: allergieähnlich, vorgetäuscht, „falsche Allergie“

Psoriasis: Schuppenflechte

Radikale: Stoff- bzw. Atomgruppen, die ungepaarte, freie Elektronen aufweisen; deswegen sind sie sehr instabil und kurzlebig und reagieren sehr schnell mit Stoffen, die Doppelbindungen besitzen; daraus ergeben sich dann gefährliche Kettenreaktionen. Im Körper müssen beispielsweise die ungesättigten Fettsäuren durch sog. Antioxidantien vor Angriffen der Radikale geschützt werden, da sie sonst zerstört würden und Folgeschäden auftreten.

Revitalisierung: Wiederherstellung von lebensfähigen, funktionstüchtigen Zellen oder Organismen

Sauerstoffradikale: Radikale, die u.a. im Körper aus Sauerstoff entstehen.

Sekundäre Pflanzenstoffe (SPS): Die Pflanzenbestandteile, die in relativ geringen Mengen in den Pflanzen vorkommen, werden als SPS bezeichnet; zu ihnen zählen Ballaststoffe, Vitamine, Mineralstoffe, Spurenelemente, Farb- und Geschmacksstoffe sowie Flavonoide, Senföle und ätherische Öle etc.; die verschiedenen SPS besitzen unterschiedliche und wichtige Aufgaben für den Körper und werden durch Erhitzungsprozesse z. T. erheblich geschädigt bzw. zerstört.

Serum: = Blutserum; Serum ist Bestandteil des Blutplasmas und wird durch Zentrifugieren ff. aus Vollblut gewonnen → hellgelbe, klare Flüssigkeit; dient verschiedenen Untersuchungsverfahren.

stimulieren: anregen

Symbiose: Zusammenleben verschiedener Organismen zum gegenseitigen Nutzen

Symbioselenkung: Wiederherstellung einer gestörten Symbiose, siehe Darmsymbioselenkung

synergistisch: Die Wirkung der beiden Stoffe zusammen ist größer als ihre reine Additionswirkung

Synthese: Aufbau

synthetisch: künstlich hergestellt

Veganer, vegan: Völliger Verzicht auf tierische Produkte, besonders von toten Tieren, einschließlich Milch, Eier etc.; häufig auch Verzicht auf Lederwaren etc..

Vegetarier, vegetarisch: Verzicht auf Produkte von toten Tieren, wie z.B. Fleisch, Fisch, Wurst; hingegen werden Eier, Milch und Milchprodukte verzehrt (Ovo-lakto-Vegetarier), (Ovo-V. = Verzehr von Eiern, aber nicht von Milch; Lakto-V. = Verzehr von Milch, aber nicht von Eiern).

Vitalstoffe: Nahrungsbestandteile, die zur Aufrechterhaltung der vitalen Körperfunktionen bzw. Gesundheit notwendig sind, wie z.B. Vitamine, Mineralien, auch Ballaststoffe und andere sekundäre Pflanzenstoffe.

Lebensläufe der Autoren:

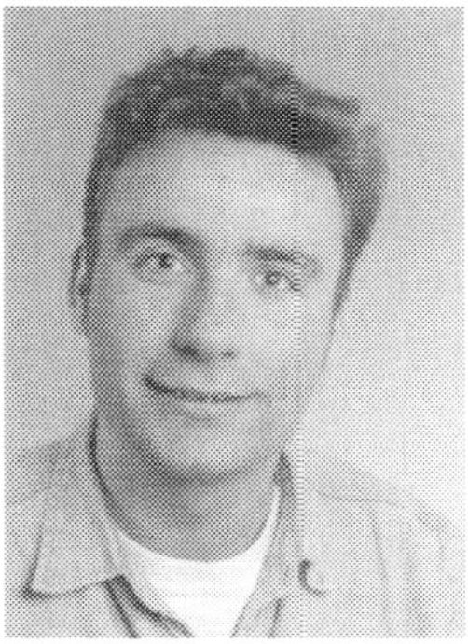

Ralf Moll wurde am 9. 11. 1966 in Düren geboren. Er hat von 1987 – 1992 an der Fachhochschule Niederrhein, Abteilung Mönchengladbach, Oecotrophologie studiert. Während seines Studiums befaßte er sich intensiv mit den Auswirkungen der Ernährung auf das Immunsystem. Er leitete ein Forschungsprojekt zum Thema „Ernährung und Krebs". Seine Diplomarbeit schrieb er über das Thema „Vollwertige vegane Rohkost als Ernährungstherapie bei Allergikern unter besonderer Berücksichtigung der Mikronährstoffe und Ballaststoffe auf das Immunsystem". Diese Abschlußarbeit wurde mit dem Senatspreis ausgezeichnet, als jahresbeste Diplomarbeit.

Seit Juni 1992 ist Herr Moll als Ernährungstherapeut in der Schwarzwald-Klinik Villingen tätig. Dort arbeitet er täglich mit chronisch kranken Patienten, überwiegend Allergikern. Die Klinik ist eine Fachklinik, sie verwirklicht ein ganzheitliches Behandlungskonzept.

1996 eröffnet Herr Moll das Institut für ganzheitliche Gesundheitsbildung. Ziel dieses Institutes ist es, in der gesamten Bundesrepublik Seminare zu den Themen Allergien, Neurodermitis, Migräne und Krebs für Betroffene anzubieten.

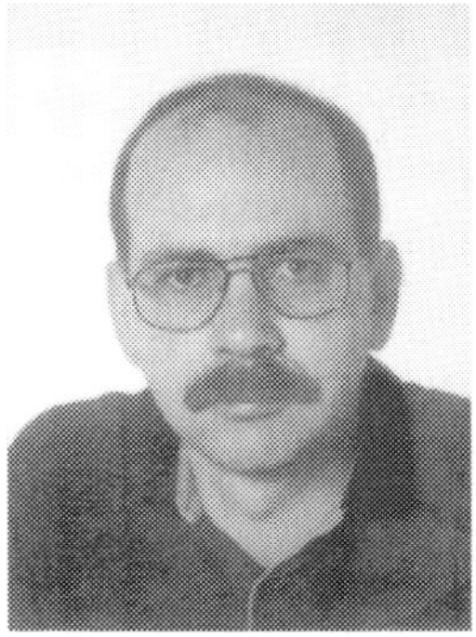

Wolfgang Spiller wurde am 4. 7. 1953 in Saarwellingen geboren. Er absolvierte von 1971 – 1973 eine Ausbildung zum Krankenpfleger, von 1975 – 1977 zum Fachpfleger für Anästhesie und Intensivmedizin, sowie von 1976 – 1981 zum Fachpfleger für Urologie. Um seine medizinischen Einblicke zu vertiefen, wurde er 1978 Heilpraktiker und gründete seine eigene Naturheilpraxis. Schwerpunktmäßig arbeitete er mit chronisch kranken Patienten, überwiegend Allergikern. Die Therapieerfolge führten 1984 zur Gründung der Schwarzwald-Klinik in Villingen. Er entwickelte das allseits bekannte Villinger Modell. Wolfgang Spiller hat sein Wissen in mehreren Büchern festgehalten. 1987 erschien das Buch „Neurodermitis, Krankheit ohne Ausweg", 1988 das Buch „Ernährungstherapie bei allergischen Erkrankungen", 1992 das Buch „Vegane Rohkost" und 1993 das Buch „Der Darm, Wurzel deiner Lebenskraft". Ebenso war er Co-Autor bei den Büchern „Ursachen und Heilung von Allergien" und „Neurodermitis und Vollwerternährung". 1993 schied er freiwillig aus der Schwarzwald-Klinik aus, um sich intensiver der Arbeit mit Krebskranken widmen zu können. Er hospitierte 1992 in Tijuana, Mexiko, in der Max-Gerson-Klinik.

1993 gründete er eine Gesellschaft für ganzheitliche Krebstherapie, mit dem Ziel, eine Klinik für biologische Krebstherapie zu errichten. Grundlage seiner Behandlungserfolge ist die Ernährungstherapie, neben den klassischen Naturheilverfahren.

Die Bücher des Schnitzer Verlags

Die Bücher des Schnitzer Verlags vermitteln Ihnen ein fundiertes Wissen über die natürlichen Gesundheitsgrundlagen, die Ursachen der chronischen Zivilisationskrankheiten und die Möglichkeiten zu deren Verhütung und Überwindung sowie über die praktische Anwendung einer urgesunden Ernährung. Es sind u. a. folgende Titel erhältlich:

Dr. J. G. Schnitzer
Das volle Leben
ISBN-Nr. 3-922 894-41-0
100 Seiten

Dr. J. G. Schnitzer/
M. Schnitzer
Schnitzer-Intensivkost/ Schnitzer-Normalkost
ISBN-Nr. 3-922 894-28-3, mit 14-Tage-Menüplänen, Berechnungsangaben und 100 Farbtafeln, 186 Seiten

Dr. J. G. Schnitzer
Backen mit Vollkorn für Hausfrauen und Hobby-Bäcker
ISBN-Nr. 3-922 894-29-1
12 Lektionen Wissensgrundlagen, 16 Brot- und Gebäckarten, 96 Seiten

Dr. J. G. Schnitzer
Nie mehr Zahnweh
ISBN-Nr. 3-922 894-14-3
446 Seiten, 71 Abbildungen

Dr. J. G. Schnitzer
Biologische Heilbehandlung der Zuckerkrankheit und ihrer Spätfolgen
ISBN-Nr. 3-922 894-33-X
184 Seiten

Dr. J. G. Schnitzer
Gesundheit für unsere Jugend
ISBN-Nr. 3-922 894-10-0
292 Seiten

Prof. Dr. med. Lothar Wendt
Gesund werden durch Abbau von Eiweißüberschüssen
ISBN-Nr. 3-922 894-44-5
312 Seiten, 42 Abbildungen, 13 Tabellen

Dr. med. Karl Stephan
Heilung über Magen und Darm
ISBN-Nr. 3-922 894-38-0
144 Seiten

Werner Vogel/
Marlies Dorschner
Yoga mit Heilwirkungen
Programm mit 15 Lektionen
ISBN-Nr. 3-922 894-39-9
172 Seiten, 207 S/W-Fotos

Marlies Dorschner
Begleitkassette
„Yoga mit Heilwirkungen"
Übungskassette I
Art.-Nr. 3052
Übungskassette II
Art.-Nr. 3053
Je Kassette 9 Übungen und Tiefenentspannung

Hildegard Hölzle
Glücklicher leben mit Vollwertkost
ISBN-Nr. 3-922 894-26-7
Über 400 köstliche Rezepte aus der gesunden Vollwertküche – davon 50 Rezepte für Alleinstehende – 176 Seiten mit vielen Farbfotos

Johanna Dopfer
Nina und der springende Punkt
Kinderbuch
ISBN-Nr. 3-922 894-48-8
32 Seiten, durchgehend vierfarbig

Gisela Aicher
Keime, Sprossen, Grünkraut – Bausteine zur Vollwerternährung
ISBN-Nr. 3-922 894-58-5
112 Seiten, reichhaltig vierfarbig bebildert

Ingeborg Zellmann
Vollwertrezepte aus der Mittelmeerküche Italien – Griechenland
ISBN-Nr. 3-922 894-53-4
160 Seiten, reichhaltig vierfarbig bebildert

Franzis Graf-Sittler
Vollwertige glutenfreie Ernährung – Rezepte für die ganze Familie
ISBN-Nr. 3-922 894-49-6
167 Seiten

Anneliese Lehmann
Meine besten Rezepte aus der Vollwertbackstube
ISBN-Nr. 3-922 894-93-3
224 Seiten, reichhaltig vierfarbig bebildert